# ÉTUDE

SUR LA

# PACHYMÉNINGITE HÉMORRHAGIQUE

PAR

JULES CHRISTIAN

DOCTEUR EN MÉDECINE
INTERNE A L'ASILE D'ALIÉNÉS DE STÉPHANSFELD.



STRASBOURG
IMPRIMERIE DE VEUVE BERGER-LEVRAULT, IMPRIMEUR DE L'ACADÉMIE

1864

A MON GRAND-PÈRE

MONSIEUR JEAN BERTRAND,

JUGE DE PAIX DU CANTON DE BISCHWILLER.

J. CHRISTIAN.

A

# MONSIEUR HENRI DAGONET,

PROFESSEUR AGRÉGÉ A LA FACULTÉ DE MÉDECINE DE STRASBOURG,
MÉDECIN EN CHEF DE L'ASILE D'ALIÉNÉS DE STÉPHANSFELD.

J. CHRISTIAN.

# ÉTUDE

SUR

# LA PACHYMÉNINGITE HÉMORRHAGIQUE.

## INTRODUCTION.

L'histoire des hémorrhagies méningées, qui, de tout temps, a eu le privilége de fixer l'attention des observateurs, a été, dans ces dernières années, l'objet de travaux importants. Il a été démontré que les plus fréquentes de ces hémorrhagies, celles qui siégent dans la grande cavité de l'arachnoïde, se rattachent presque toujours à une inflammation spéciale de la dure-mère, désignée, par VIRCHOW, sous le nom de *pachyméningite*.

La pachyméningite est fréquente chez les aliénés, et, dans l'espace de trois années, passées en qualité d'interne à l'asile de Stéphansfeld, j'ai pu en observer de nombreux exemples.

Ce sont ces observations qui ont servi de base à mon travail : je les ai soumises à une étude consciencieuse, et, après avoir comparé le résultat de mes recherches avec ceux auxquels sont arrivés les auteurs qui ont étudié la même question avant moi, j'ai essayé de tracer une histoire complète de la pachyméningite.

Mon travail se divisera naturellement en deux parties : la première comprendra tout ce qui se rattache à l'anatomie pathologique; dans la seconde, je me suis efforcé de tracer l'histoire clinique de la maladie.

Cette seconde partie, je ne saurais me le dissimuler, renfermera bien des lacunes. Jusqu'à présent, il est même permis de se demander si la pachyméningite existe réellement comme entité morbide, ou si elle n'est pas seulement une complication d'autres états pathologiques. Néanmoins, il m'a paru intéressant de rechercher si des altérations aussi profondes que celles de la pachyméningite peuvent se développer dans le voisinage d'un organe aussi délicat que le cerveau, sans se traduire au dehors par des manifestations symptomatiques spéciales.

Je me suis posé pour règles de conserver à l'exposé des faits une stricte véracité, de garder dans leur interprétation une réserve extrême; car je suis persuadé qu'aucune hypothèse, si ingénieuse qu'elle soit, ne vaut un fait bien observé. Et cette réserve m'était commandée d'autant plus impérieusement, que, aux difficultés inhérentes au sujet, se sont jointes pour moi celles résultant des conditions spéciales d'observation où j'étais placé.

Dans la tâche difficile que je me suis imposée, j'ai été soutenu par les conseils et les encouragements d'un maître qui a bien voulu m'honorer de sa bienveillante amitié et m'autoriser à placer son nom en tête de ce travail. Que M. Dagonet me permette de lui exprimer ici ma vive gratitude : les années que j'ai passées sous sa paternelle autorité compteront parmi les meilleures de ma carrière médicale.

Je dois aussi des remercîments à MM. les professeurs Stœber et Wieger pour l'obligeance avec laquelle ils ont mis à ma disposition les ressources de leurs riches bibliothèques; et à M. le professeur Morel, dont les leçons m'ont été si précieuses pour les recherches microscopiques indispensables à mon sujet.

---

# PREMIÈRE PARTIE.

## DÉFINITION. — SYNONYMIE.

La *pachyméningite* est l'inflammation de la dure-mère. On a distingué une *pachyméningite externe*, qui est surtout traumatique, et une *pachyméningite interne*. Je traiterai exclusivement de cette dernière, que, à l'instar de M. LANCEREAUX, je désignerai sous le nom de *pachyméningite hémorrhagique*. Elle est caractérisée anatomiquement par la production de fausses membranes[1] celluleuses, vasculaires, à la face interne de la dure-mère.

*Synonymie*. Elle est très-riche : hémorrhagies méningées intra-arachnoïdiennes (auteurs anciens); — méningite hémorrhagique (GUÉNEAU DE MUSSY); — inflammation pseudo-membraneuse hémorrhagique de l'arachnoïde (CRUVEILHIER); — kystes hématiques, fausses membranes de la cavité de l'arachnoïde (divers auteurs); — néomembranes et kystes de l'arachnoïde (ROBIN, BRUNET); — de la dure-

1. Il existe dans la science une grande confusion au sujet de ce que l'on doit appeler fausses membranes. LABOULBÈNE (*Affections pseudo-membraneuses*, 1861, p. 55) donne la définition suivante : « Une fausse membrane est une production morbide, déposée le plus souvent sur une surface tégumentaire, muqueuse ou séreuse, quelquefois sur une surface accidentelle, et formée ou exsudée par la partie du corps qu'elle revêt. » Dans cette définition il englobe, et les fausses membranes de la diphthérite, les concrétions du muguet, les fausses membranes qui peuvent recouvrir les plaies, les ulcères, celles de la variole, de la pourriture d'hôpital, les fausses membranes des séreuses, les enveloppes des kystes, des abcès, etc., etc. — ROBIN et BRUNET distinguent des *néomembranes* organisées, — et des *pseudo-membranes*, qui ne sont susceptibles d'aucune organisation.

La seule division réellement scientifique serait celle qui se baserait sur la structure même des productions pseudo-membraneuses : alors on arriverait à distinguer celles qui ne sont qu'une hypertrophie des épithéliums (diphthérite) — celles qui proviennent d'une hypertrophie du tissu conjonctif (néomembranes des séreuses, enveloppes des kystes, etc.) — celles enfin qui, dépourvues d'organisation réelle, ne seraient que des coagulations fibrineuses, albumineuses, etc. Comme nous le démontrerons plus loin, les néomembranes de la pachyméningite ne sont dues qu'à un développement exagéré du tissu conjonctif de la dure-mère.

mère (CHARCOT et VULPIAN); — *pachymeningitis interna*, hématome de la dure-mère (VIRCHOW); — pachyméningite hémorrhagique (LANCEREAUX, PIROTAIS).

## CHAPITRE Ier.

### Anatomie normale.

*Dure-mère crânienne*. La dure-mère est une membrane fibreuse, épaisse et résistante, d'un aspect blanchâtre et nacré. C'est la plus externe des enveloppes de l'axe nerveux cérébro-spinal.

Quelques anatomistes l'ont considérée comme formée de deux lames adossées, dont l'externe sert de périoste aux os du crâne, l'interne étant la véritable dure-mère, et constituant les différents replis qui cloisonnent la cavité crânienne[1]. En réalité, la séparation de la dure-mère en deux lames est tout à fait artificielle[2]. Elle n'est réellement possible que dans certains cas pathologiques, fréquents chez les aliénés, où la dure-mère est manifestement épaissie : alors, en effet, en faisant glisser la membrane entre les doigts, on peut voir deux ou plusieurs plans fibreux réunis par un tissu cellulaire plus lâche. Mais, même dans ce cas, on observe, non pas deux feuillets simplement superposés, mais deux ou plusieurs plans, dont les fibres s'enchevêtrent les unes dans les autres, en passant irrégulièrement du plan le plus profond au plus superficiel, et *vice versâ*.

La dure-mère consiste en un feutrage de fibres conjonctives et élastiques. Les cellules plasmatiques y sont très-abondantes, et leur siége de prédilection paraît être la face interne de la dure-mère. Les vaisseaux, au contraire, sont surtout abondants dans les couches les plus externes. Ces vaisseaux sont nombreux, mais presque tous destinés au diploé des os du crâne; les ramifications destinées à la dure-mère elle-même sont très-rares et très-grêles. Les artères proviennent de la mé-

1. LANCEREAUX, *Des hémorrhagies méningées dans leurs rapports avec les néomembranes de la dure-mère crânienne*. Paris, 1862.

2. SAPPEY, *Anatomie descriptive*. T. II, 1re partie, p. 46; Paris, 1852.

ningée moyenne; quelques-unes de l'ophthalmique et de l'artère vertébrale. Les veines suivent le trajet des artères, quelques-unes sont solitaires et s'abouchent dans les sinus. Il n'existe pas de vaisseaux lymphatiques[1]. Les filets nerveux sont très-grêles: ils sont fournis exclusivement par la cinquième paire.

*Arachnoïde.* La seconde des enveloppes de l'encéphale, l'arachnoïde, n'est décrite comme membrane distincte que depuis HALLER; et depuis BICHAT, elle a été considérée comme formant un sac sans ouverture entièrement analogue à celui formé par les autres séreuses. Il est surprenant que cette erreur ait pu régner si longtemps sans conteste, et qu'aujourd'hui encore elle soit admise par beaucoup d'anatomistes. Car aucun de ceux qui soutiennent l'existence du feuillet pariétal de l'arachnoïde n'est parvenu à la démontrer matériellement.

« La lamelle sur laquelle repose l'épithélium pavimenteux est unie à la dure-mère d'une manière si intime, qu'elle ne peut en être séparée ni par la dissection, si habile qu'elle soit, ni par voie d'arrachement. »[2]

Voilà comment s'exprime un des anatomistes qui, cependant, admet le feuillet pariétal; un autre conclut à son existence, parce que, « dans certains cas, dit-il, chez des sujets *qui avaient succombé à des maladies aiguës*, j'ai pu détacher des lambeaux membraneux très-fins sur la dure-mère, surtout au voisinage des gaînes arachnoïdiennes. »[3]

MM. CRUVEILHIER et BRUNET s'expriment à peu près de même[4]. On voit donc que, même pour les partisans de l'existence du feuillet pariétal, ce feuillet est une vue de l'esprit plutôt qu'une réalité anatomique. Ils avouent d'ailleurs qu'il a exactement la même structure que la dure-mère (BRUNET).[5]

---

1. MOREL, *Traité élémentaire d'histologie humaine*, 1864, p. 124.

2. SAPPEY, *loc. cit.*, p. 53.

3. LABOULBÈNE, *Recherches sur les affections pseudo-membraneuses*, 1861, p. 40.

4. BRUNET, *Recherches sur les néomembranes et les kystes de l'arachnoïde.* Thèse de Paris, 1859.

5. Ces lambeaux membraneux qu'on ne rencontre que dans des maladies aiguës (LABOULBÈNE) ou chez des aliénés (BRUNET), — qui n'existent que sur la convexité des hémisphères

Je crois que, sans diminuer en rien la gloire de BICHAT, on peut rejeter sa théorie sur les séreuses, et je me range sans hésiter à l'opinion de ceux[1] qui refusent d'admettre un feuillet pariétal : elle me paraît seule conforme aux faits.

Il me semble, d'ailleurs, que la question importante est, non pas de savoir s'il y a un feuillet pariétal distinct, mais bien s'il existe une surface ayant le caractère d'une séreuse. Or, ce qui caractérise un tissu, ce qui, *à priori*, rend compte des modifications physiologiques et pathologiques dont il est le siége, c'est, non telle ou telle forme plus ou moins subordonnée au hasard, mais bien la présence de tel ou tel élément vivant. Envisagé ainsi, le tissu *séreux* consiste essentiellement en une couche de tissu conjonctif, qui renferme de nombreuses cellules plasmatiques, et est recouverte par un épithélium pavimenteux.[2]

La face interne de la dure-mère offre précisément ces caractères : elle est tapissée d'une couche épithéliale pavimenteuse, qui s'étend également sur la face externe du feuillet viscéral de l'arachnoïde. Signalé par HENLE, KÖLLIKER, LUSCHKA, MOREL, etc., cet épithélium est formé d'une couche, multiple suivant les uns, double suivant les autres, de cellules ayant de $0^{mm},011$ à $0^{mm},013$ de diamètre, et renfermant un noyau arrondi ou ovalaire de $0^{mm},005$ à $0^{mm},009$ (BRUNET).

La face interne de la dure-mère a donc les caractères d'une séreuse, au même titre que la face interne du péricarde, des plèvres, du péri-

---

cérébraux (BRUNET), — n'ont donc été constatés que dans des circonstances pathologiques, favorables, comme nous le verrons, au développement des lésions pachyméningitiques, et ils occupaient le siége de prédilection de celles-ci. N'est-il donc pas rationnel de les considérer eux-mêmes comme le produit d'une pachyméningite ?

1. VELPEAU, *Recherches sur les cavités closes*. Annales de la chirurgie, t. II, p. 151.
   RICHET, *Anatomie médico-chirurgicale*, 2e édit., 1860, p. 32 et 200.
   LANCEREAUX, *loc. cit.*, p. 12.
   SCHÜTZENBERGER, *Gaz. méd. de Strasbourg*, 1849.
   PIROTAIS, *Pachyméningite hémorrhagique*. Thèse de Strasbourg, 1863.
   VIRCHOW, *Verhandl. d. phys. med. Gesellsch. in Würtzburg*, 1856.
2. ROBIN, *Dictionnaire de Nysten*, 10e édit., 1855, art. *Séreux*. VILLEMIN, *Du tubercule*, 1861.

toine[1]. Dès lors, nous ne serons pas surpris de voir cette face interne présenter des altérations analogues à celles que nous observons dans les autres cavités séreuses.

La face interne de la dure-mère ne présente pas d'adhérences avec le feuillet viscéral de l'arachnoïde. Il peut en exister d'accidentelles, surtout au niveau des glandes de PACCHIONI, qui sont elles-mêmes composées d'un tissu cellulaire très-dense. (MOREL, p. 124) : L'espace compris entre la dure-mère et l'arachnoïde viscérale porte le nom de grande cavité de l'arachnoïde que je lui conserverai : c'est une cavité que tapisse dans toute son étendue un épithélium pavimenteux, et close de toutes parts. Quoi qu'en ait dit BICHAT, elle ne communique pas avec les ventricules du cerveau.

C'est dans cette cavité séreuse que se rencontrent les altérations pathologiques que j'ai à examiner maintenant.[2]

J'ajouterai, pour terminer ce chapitre, qu'au-dessous de l'arachnoïde viscérale, se trouve la pie-mère, membrane essentiellement vasculaire : elle adhère à l'arachnoïde par un tissu cellulaire lâche, et elle pénètre dans toutes les anfractuosités des circonvolutions cérébrales et cérébelleuses.

## CHAPITRE II.

## Anatomie pathologique.

### A. Formation. Développement de la néomembrane.

Dans la pachyméningite au début, on trouve la face interne de la dure-mère injectée. Cette injection, limitée le plus souvent d'un côté,

1. Il est évident, dit RICHET, *loc. cit.*, p. 32, pour qui veut voir avec ses yeux et non avec son imagination, qu'il n'est pas plus possible de démontrer par le scalpel un feuillet séreux sur la dure-mère même, que sur le poumon, que sur la rate, ou la tunique albuginée du testicule; on y enlèvera bien quelques lambeaux d'une pellicule mince et transparente; mais pour en former une couche distincte, il faudra empiéter sur le tissu propre des organes sous-jacents.

2. BICHAT avait admis qu'au niveau des veines de GALIEN, un canal arachnoïdien établit une libre communication entre la cavité des ventricules et celle de l'arachnoïde. Ce canal avait été nié par MAGENDIE et CRUVEILHIER. « Je reste convaincu qu'il n'existe pas; la gaîne qui entoure les veines de GALIEN ne diffère en aucune manière de toutes les autres gaînes arachnoïdiennes. » (SAPPEY, t. II, 1re partie, p. 52.)

se rencontre surtout à la partie supérieure, vis-à-vis de la convexité des hémisphères. Tantôt elle se présente sous forme d'un pointillé très-fin, très-délicat; tantôt il existe, par places, une coloration rouge uniforme; ou bien, on voit, répandues çà et là, des taches ecchymotiques, de petites suffusions sanguines nettement limitées, ou des caillots mous et noirâtres, de la consistance d'une gelée de groseille. Il est généralement facile de s'assurer que les taches, les ecchymoses, les caillots, sont emprisonnés dans une membrane très-mince, très-délicate, adhérente à la dure-mère; et en détachant cette membrane avec précaution, on trouve qu'au-dessous la dure-mère a conservé sa coloration normale. La couche membraniforme est parfois si ténue, qu'il faut le grattage avec le dos d'un scalpel pour la rendre évidente. Dans les cas les plus rares, elle est incolore, transparente.

L'affection continuant, la membranule s'épaissit; de nouvelles couches s'ajoutent à la première, et l'organisation devient de plus en plus parfaite. Il peut arriver qu'à la longue, le néoplasme ait pris complétement l'aspect de la dure-mère, et que sa face libre se soit même recouverte d'un enduit épithélial de nouvelle formation : des faits de ce genre ont dû faire croire que des épanchements sanguins s'étaient formés dans l'épaisseur même de la dure-mère. Mais d'ordinaire les néomembranes ne se confondent pas si intimement avec la dure-mère, qu'il ne soit facile de les isoler.

Leur aspect offre quelques variétés; elles sont tantôt fines, transparentes, d'un aspect nacré; tantôt molles, gélatineuses, imbibées de sérosité et sans aucune consistance, mais presque toujours très-vasculaires.

Leur épaisseur varie : de moins de 1 millimètre elle peut aller à plus de 1 centimètre. Dans ce dernier cas, la membrane ressemble quelquefois à une trame celluleuse à mailles distendues par de la sérosité. Elles sont toujours plus épaisses au centre qu'à la périphérie, où les différentes couches dont elles sont composées se perdent insensiblement sur la dure-mère.

La coloration varie du blanc au rouge foncé, ou même au noir violacé; parfois il existe une teinte vineuse. On voit la membrane parsemée de taches de couleur et d'étendue variables, jaunes, rouges, violacées, couleur de rouille, etc. Ces taches ne sont autre chose que des extravasats sanguins plus ou moins anciens, plus ou moins altérés.

Mais, quel que soit le degré d'organisation des néomembranes, quelle que soit leur ancienneté, l'analyse histologique les montre toujours composées exclusivement des mêmes éléments, des éléments du tissu conjonctif; plus la structure est parfaite, plus elle ressemble à celle de la dure-mère.

Ainsi au début on voit une masse homogène, amorphe, renfermant en plus ou moins grande quantité des éléments cellulaires peu distincts, allongés, étoilés; ou des noyaux ovoïdes, arrondis, à contours nettement accusés. Plus tard apparaissent des fibres connectives, puis des fibres élastiques, et à la longue on aperçoit plusieurs couches de tissu conjonctif superposées[1], d'une organisation d'autant plus parfaite qu'elles sont plus anciennes, c'est-à-dire plus éloignées de la dure-mère.

Dès le début, on trouve cette couche mélangée à une plus ou moins grande quantité de sang; et, suivant l'âge de l'hémorrhagie, on aperçoit, ou de la fibrine coagulée, emprisonnant dans ses mailles des globules rouges en voie d'altération, des globules blancs facilement reconnaissables; ou ces éléments ont disparu, et il ne reste que des corpuscules rougeâtres déformés, des amas de pigment sanguin, et plus tard encore, des cristaux d'hématoïdine. Ces cristaux sont parfois très-abondants, comme j'ai eu plusieurs fois occasion de le constater.

Il me reste à parler d'un élément très-important des néomembranes; ce sont leurs vaisseaux. Dans la grande majorité des cas, ces vaisseaux, très-abondants, ne sont que des capillaires à parois presque amorphes. Même dans des membranes bien organisées, renfermant en abondance des fibres élastiques, je n'ai vu que ces capillaires. Quelques observateurs

1. Virchow en a compté jusqu'à 20; moi-même j'en ai compté une fois 5 très-distinctes. La dessiccation rend cette disposition plus évidente, comme je m'en suis assuré plusieurs fois.

cependant ont rencontré des vaisseaux artériels et veineux. Il est vrai que la structure de leurs parois était toujours incomplète, et que, pour peu qu'ils fussent anciens, elles étaient infiltrées de graisse. Cette infiltration graisseuse est surtout marquée dans les membranes déjà anciennes : elle prouve qu'un travail régressif très-actif accompagne le travail d'organisation, et, jointe à la structure rudimentaire des parois vasculaires, elle rend compte de leurs fréquentes ruptures.

Le calibre des vaisseaux varie; il est ordinairement considérable, 0.02 à 0.03 de millimètre. Ils ont quelquefois un aspect variqueux, se ramifient très-irrégulièrement, et on en voit beaucoup se terminer en pointe.

Quelques auteurs ont signalé l'existence de nerfs dans la néomembrane. (Robin, Laboulbène.)

Toutes les néomembranes que j'ai vues adhéraient plus ou moins intimement à la dure-mère par des tractus celluleux et par des ramifications vasculaires; jamais je n'ai constaté d'adhérences avec l'arachnoïde viscérale; cependant ces adhérences peuvent exister. Les tractus celluleux qui font adhérer la néomembrane à la dure-mère, ne sont que les prolongements des fibrilles conjonctives de celle-ci; elles vont se perdre dans la nouvelle membrane. Quant aux ramifications vasculaires, elles se continuent avec les vaisseaux de la dure-mère.

Il est encore un fait qui me paraît d'une certaine importance et que j'ai toujours constaté[1] : c'est qu'aux points où la néomembrane adhère à la dure-mère, l'épithélium pavimenteux de celle-ci a complétement disparu; on peut en retrouver les débris dans les couches du néoplasme. Il semblerait donc que le premier phénomène de la pachyméningite est l'ulcération de l'épithélium qui tapisse la dure-mère.

### B. Hématome de la dure-mère.

Nous venons de voir que les néomembranes de la dure-mère sont constituées par une série de couches superposées dans l'épaisseur des-

1. Ce fait est aussi signalé par Pirotais dans son Obs., p. 24, *loc. cit.*

quelles rampent un grand nombre de vaisseaux. Ces vaisseaux, par le fait de leur structure rudimentaire, et de l'infiltration graisseuse de leurs parois, se rompent avec la plus grande facilité, ce qu'attestent les nombreux extravasats sanguins dont la plupart des néomembranes sont parsemées.

Supposons maintenant que l'hémorrhagie soit plus considérable : elle distendra les couches entre lesquelles elle se fera, et ainsi sera constitué un kyste hématique, un hématome de la dure-mère.

D'après cela, j'aurai peu de chose à ajouter au chapitre précédent.

L'hématome de la dure-mère n'est, en effet, que le degré le plus parfait de la pachyméningite. Il a généralement une forme allongée, en fuseau ; ce qui tient à ce que les feuillets qui l'emprisonnent se réunissent à la périphérie, où ils vont se perdre sur la dure-mère.

Le sac est plus ou moins épais ; ses parois ont une structure fibreuse très-évidente, en tout semblable à celle de la dure-mère.

Par son feuillet pariétal, le sac adhère à la dure-mère : le feuillet viscéral repose sur l'arachnoïde viscérale sans y adhérer ; il est souvent tapissé d'une couche épithéliale.

Le sac est plus ou moins volumineux et renferme plus ou moins de sang ; il peut en contenir jusqu'à 300 grammes et au delà. Ce sang offre les aspects les plus variés : il est liquide, rutilant (hémorrhagie récente) ; coagulé en caillots mous, noirâtres, ou plus ou moins décolorés, nageant dans de la sérosité (hémorrhagie plus ancienne). Bref, on constate toutes les altérations qu'il subit dans les foyers hémorrhagiques. Il n'est pas rare de trouver, à côté des caillots décolorés, du sang tout récent, preuve que l'hémorrhagie s'est répétée à plusieurs reprises. Le sang n'est pas le seul liquide qu'on y rencontre. Quelquefois il n'existe que de la sérosité limpide. Des faits de ce genre ont été souvent signalés (kystes séreux). Faut-il admettre que le sang a totalement disparu et qu'il n'est resté que de la sérosité? Ou bien s'est-il fait une exsudation séreuse ?

Les parois du sac sont susceptibles de subir toutes les altérations auxquelles le tissu fibreux est lui-même sujet. Habituellement ces parois sont lisses, imbibées de sang; quelquefois on observe des filaments celluleux plus ou moins organisés, qui partent des parois, et leur donnent un aspect tomenteux. Dans certains cas on les a trouvées ossifiées. (ROKITANSKY, CRUVEILHIER.)

Le kyste n'est pas toujours formé d'une seule loge; fréquemment, au contraire, on le trouve cloisonné en plusieurs loges distinctes (kyste multiloculaire).

Comment s'est fait ce cloisonnement? Des brides celluleuses, développées sur les parois internes du kyste primitif, ont-elles divisé la loge principale en un certain nombre de loges secondaires? Je crois plutôt que le cloisonnement est dû à un effet purement mécanique : la fausse membrane se compose, nous l'avons vu, d'une série de couches superposées. Si des hémorrhagies peu abondantes se font successivement entre les différentes couches, n'en doit-il pas résulter chaque fois un écartement de deux couches contiguës, et partant, le cloisonnement irrégulier que l'on observe? Ce qui donne du poids à cette opinion, c'est que les différentes loges sont autant de foyers hémorrhagiques distincts, dans lesquels le sang épanché présente différents degrés d'altération, suivant l'ancienneté de l'épanchement.

Quelques auteurs ont étudié les néomembranes au point de vue de leurs propriétés chimiques. Ils sont arrivés aux résultats suivants, que je me borne à relater brièvement, parce qu'ils ne me paraissent être, au moins quant à présent, d'aucune utilité pratique.

Les fausses membranes n'ont pu être dissoutes avec l'eau pure au bout de 25 jours. Le chlore les dissout en 5 ou 6 heures; le brôme, au bout d'une heure; l'acide sulfurique en quelques minutes. Le perchlorure de fer les durcit, sans les désagréger. L'eau bouillante les contracte; l'alcool à froid et à chaud les racornit. Les solutions de potasse, de soude, et l'ammoniaque liquide, rendent les fausses membranes diffluentes, après les avoir beaucoup gonflées. (Pour plus de détails, voir LABOULBÈNE, *loc. cit.*, p. 207 et suiv.)

Je dois maintenant examiner, en passant, une autre question, qui n'est pas sans importance, celle des hémorrhagies qui ne se rattachent pas à la pachyméningite.

Et d'abord, existe-t-il des hémorrhagies intra-arachnoïdiennes sans fausses membranes?

Abstraction faite des hémorrhagies par traumatisme, qu'elles surviennent chez l'adulte ou chez le nouveau-né, abstraction faite de celles qui, ayant primitivement surgi, soit dans le parenchyme cérébral, ou dans les ventricules, ou dans l'espace sous-arachnoïdien, se sont fait jour dans la cavité de l'arachnoïde, il ne saurait exister que deux circonstances où l'hémorrhagie se produirait sans néomembrane:

1° Ou bien un vaisseau de la dure-mère se serait rompu spontanément. Ce fait n'a rien d'impossible, puisque la dégénérescence athéromateuse des artères est fréquente après un certain âge. Cependant on a fait la remarque, et avec raison, que les vaisseaux de la dure-mère sont si grêles qu'ils peuvent difficilement produire une hémorrhagie de quelque abondance. Il suffit néanmoins que le fait soit possible, pour qu'avant de le rejeter, on attende une observation plus complète. D'ailleurs, les auteurs mêmes qui ont écrit sur la pachyméningite, ont rapporté des cas d'hémorrhagies intra-arachnoïdiennes sans fausse membrane : Guido-Weber en cite deux[1]. Les hémorrhagies méningées, que M. Tardieu a vues si fréquemment chez les individus morts en état d'ivresse, paraissent aussi s'être produites sans fausse membrane.[2]

Quant à moi, je n'ai pas rencontré une seule fois l'hémorrhagie intra-arachnoïdienne indépendante de la pachyméningite.

2° Ou bien, sous l'influence d'une cachexie (scorbut, typhus, etc.), il se fait une exhalation de sang dans la cavité de l'arachnoïde. On admet généralement la possibilité de ces exhalations sanguines dans les états cachectiques. Mais il est évident que le sang ne saurait transsuder à travers les vaisseaux supposés intacts, à moins d'être altéré profondé-

1. Guido-Weber, *Canstatt's Jahresb.*, 1860, 3ter Band, p. 10.
2. Tardieu, *Annales de médec. légale*, 1848, t. LX.

ment. Pour le passage du sang en nature, il faut nécessairement une rupture vasculaire.[1]

La solution complète de cet intéressant problème exige de nouvelles recherches[2] et, des observations que la science a enregistrées jusqu'à ces dernières années, la plupart seraient à revoir. Combien de fois la pachyméningite n'a-t-elle pas dû rester méconnue[3]? Ne conçoit-on pas, par exemple, qu'une hémorrhagie abondante au début puisse rompre la fausse membrane encore rudimentaire, et qu'alors elle passe inaperçue, noyée qu'elle est dans l'épanchement?

## CHAPITRE III.

### Siége.

J'ai déjà eu occasion de dire que la pachyméningite se développe généralement à la voûte du crâne : là se trouvent appendues les néomembranes, et comme M. Lancereaux le fait remarquer, elles existent

---

1. Telle est l'opinion de Serres, à laquelle s'est rattaché le prof. Schützenberger. (*Gaz. méd.*, Strasbourg, 1849.)

2. Trouve-t-on dans la cavité de l'arachnoïde des productions membraniformes autres que celles de la pachyméningite? Robin (*Diction. de Nysten*), et après lui Brunet (Thèse), distinguent des *pseudo-membranes*, couches fibrineuses, qui ne s'organisent jamais, et qui siégent de préférence sur le feuillet viscéral de l'arachnoïde; — et des *néomembranes*, membranes de nouvelle formation, réellement organisées, formées de fibres lamineuses, et qui sont ou peuvent devenir vasculaires. D'après M. Brunet, Martineau et Parent-Duchatelet auraient rapporté une vingtaine de cas de pseudo-membranes.

Je ne sais jusqu'à quel point on est fondé à admettre l'existence de ces pseudo-membranes inflammatoires du feuillet viscéral; Virchow les nie. — Je veux dire cependant que, s'il est démontré que des hémorrhagies intra-arachnoïdiennes peuvent se produire sans pachyméningite, on comprend qu'elles n'entraînent pas nécessairement une mort immédiate: or alors le sang épanché se coagule, et il en résulte un caillot fibrineux qui simule une fausse membrane. Le microscope servira à établir la différence; en outre on constatera qu'il n'y a pas d'adhérences avec la dure-mère, le caillot fibrineux reposant sur le feuillet viscéral de l'arachnoïde. Ne conçoit-on pas aussi la possibilité de végétations épithéliales sur ces surfaces revêtues d'épithélium pavimenteux?

3. Il est probable notamment que dans beaucoup de ces états cachectiques, où l'on a signalé des hémorrhagies par *exhalation*, il existait une pachyméningite au début qu'on n'a pas su reconnaître. (*Voir plus loin le chapitre de l'Étiologie.*)

de préférence au niveau des divisions de l'artère méningée moyenne, ou du moins c'est en ce point qu'elles ont leur plus grande épaisseur.[1]

Lorsqu'il existe des épanchements sanguins ou séreux, on les trouve ordinairement à la région des lobes antérieurs et moyens des hémisphères cérébraux.

Très-rarement on voit la pachyméningite limitée à la base; mais, quand elle existe à la convexité, il n'est pas rare de trouver la même lésion à l'état rudimentaire à la base.

Suivant Virchow, l'hématome de la dure-mère est plus fréquent du côté droit; d'après M. Durand-Fardel, son siége de prédilection serait à gauche. M. Brunet a trouvé les chiffres suivants : sur 51 cas, 22 fois des deux côtés; 20 fois à gauche, 9 fois à droite. Dans les cas de kystes doubles, 6 fois le kyste gauche était le plus volumineux[2]. Shuberg et Hasse croient que l'affection siége le plus souvent des deux côtés à la fois.

Cette question, d'un intérêt secondaire, ne pourra être résolue que par l'analyse d'un très-grand nombre d'observations. Celles que j'ai recueillies sont au nombre de 28. Elles se décomposent en trois séries: la première se compose de 12 cas où la pachyméningite, tout au début, n'avait pas encore produit de fausses membranes distinctes, bien organisées. Ces membranes existent au contraire dans les 12 observations qui forment la deuxième série. Dans 3 cas il existait un véritable hématome de la dure-mère. Enfin j'ai constaté 1 fois l'existence d'une pachyméningite spinale en même temps qu'il existait une néomembrane crânienne, surtout développée à gauche.

Dans toutes mes observations, la pachyméningite siégait à la voûte du crâne, vers la partie antérieure des hémisphères cérébraux. Lorsqu'elle existait également à la base, c'était toujours à l'état rudimentaire.

12 fois la pachyméningite siégeait à la fois des deux côtés, 3 fois avec prédominance de la lésion à droite, 3 fois avec prédominance

---

1. Lancereaux, p. 27.

2. Brunet, Thèse. — *Annales médico-psychol.*, 1860, p. 461.

à gauche; 9 fois elle était bornée à droite, et dans 3 cas elle n'existait qu'à gauche.

L'hématome était uniloculaire dans 1 cas, et avait son siége à droite. Dans les 2 autres cas, il était multiloculaire, siégeant à droite dans 1 cas, des deux côtés dans l'autre.

En résumant ces chiffres, on voit que la pachyméningite affectait les deux côtés dans près de la moitié des cas : ce qu'a constaté aussi M. Brunet; et que, lorsqu'elle se borne à un hémisphère, c'est de préférence l'hémisphère droit (dans la proportion de 10 à 4). Mais, ce qui ôte à ces chiffres de leur importance, c'est que si on les additionne avec ceux de M. Brunet, on arrive à des résultats tout différents ; ainsi on trouve alors : pachyméningite double, 36; bornée à droite, 19; à gauche, 24.

## CHAPITRE IV.

### Pachyméningite spinale.

La dure-mère spinale peut-elle devenir le siége de lésions analogues à celles que je viens d'étudier sur la dure-mère crânienne?

*A priori* rien ne semble plus naturel, puisque la structure des parties est la même, les conditions anatomiques identiques. Cependant il faut dire que, tandis que l'hémorrhagie de l'arachnoïde cérébrale est décrite comme une maladie relativement assez fréquente, celle de l'arachnoïde spinale a toujours été signalée au contraire comme extrêmement rare. (Grisolle, *Pathologie interne*, t. I, p. 674; Valleix, *Guide du médecin praticien*, 4e édit., 1860, t. II, p. 208; Calmeil[1], *Maladies inflammatoires du cerveau*, t. I, p. 535.)

1. Voici comment s'exprime Calmeil :

Lorsque les efforts fluxionnaires qui tendent à rompre les capillaires de la dure-mère, et qui se reproduisent si souvent dans la périencéphalite chronique diffuse, ont fini par entraîner de vastes extravasations sanguines, le produit de l'épanchement se trouve toujours contenu vis-à-vis du cerveau, dans l'intervalle des deux feuillets arachnoïdiens. Il n'en est plus de même, au moins le plus ordinairement, vis-à-vis du cordon nerveux rachidien, et, presque constamment, les dépôts sanguins s'établissent dans cette région, *entre la face interne du canal osseux et la face externe de la dure-mère rachidienne.* (Page 535.)

Les auteurs qui ont décrit la pachyméningite, ne font généralement pas mention de la pachyméningite spinale. Hasse, à propos de l'hémorrhagie des méninges rachidiennes, cite deux cas, où il existait en même temps des exsudats organisés à la face interne de la dure-mère rachidienne. Il a soin d'ajouter que de pareils exsudats sont fort rares, et toujours très-limités. Plus loin (p. 628) il déclare formellement qu'une pachyméningite spinale n'est pas connue.

Je ne crois pas plus à l'existence d'un feuillet pariétal de l'arachnoïde dans le canal rachidien que dans la cavité crânienne; et par conséquent les lésions qu'on pourrait vouloir attribuer à l'arachnoïde rachidienne pariétale me semblent devoir être rapportées à la dure-mère. Cela étant, si, sur la face interne de la dure-mère rachidienne, on trouve des fausses membranes organisées, cellulo-vasculaires, offrant la même structure que les néomembranes crâniennes, il me paraît naturel de leur assigner la même origine, et de les considérer comme le résultat d'une pachyméningite rachidienne.

Ce sujet demande de nouvelles recherches : je vais relater maintenant les quelques faits que j'ai recueillis, et qui me paraissent venir à l'appui de l'opinion que j'émets.

### OBSERVATION I.

**Manie chronique. — Agitation presque continuelle. — Phénomènes de compression cérébrale. — Coma. — Mort. — Pachyméningite crânienne à gauche. — Pachyméningite rachidienne.**

Grégoire, âgé de 62 ans, entré le 14 novembre 1863. Nous apprenons pour tout renseignement que sa maladie remonte à huit ans et qu'il a de fréquents accès d'agitation maniaque, plus intenses depuis quelque temps.

A son entrée, la constitution est déjà fortement détériorée; le malade est amaigri; il crie, se débat avec violence. Il est impossible de fixer son attention, ni de comprendre ce qu'il dit : ses cris continuels ne sont que la répétition d'un son guttural *wa-woa*. L'appétit est vorace, les urines et les selles involontaires. La peau est sèche, l'haleine fétide, le pouls plein, lent. (Bains, affusions froides sur la tête.)

Cet état d'agitation fait place tout d'un coup, au bout de huit jours, à de la somnolence, résolution des membres, face injectée, respiration stertoreuse, pupilles contractées, égales; déglutition difficile. Une application de sangsues derrière les oreilles dissipe ces symptômes; mais à partir de ce moment G. dut garder le lit, ne pouvant plus se tenir sur les jambes. Il y eut alternativement coma ou agitation, sans que jamais le malade revînt entièrement à lui. La mort arrive le 14 janvier 1864; jamais on n'avait constaté ni convulsions, ni contractures, ni accidents d'hémiplégie.

AUTOPSIE.

Elle fut faite le 16 janvier, par un froid extrêmement intense ; le cadavre était gelé.

*Crâne.* Adhérences très-fortes entre la dure-mère et le crâne, surtout à droite et en avant.

La face interne de la dure-mère est tapissée, dans toute son étendue à gauche, par une néomembrane peu épaisse, rougeâtre, parsemée de petites taches ecchymotiques, et très-adhérente à la dure-mère. Cette fausse membrane a son maximum d'épaisseur au niveau de la partie moyenne de l'hémisphère cérébral. A droite on trouve sur la dure-mère une pellicule rougeâtre, fine, facile à déchirer.

Dans les fosses moyennes et postérieures de la base du crâne, la dure-mère est recouverte d'une couche de sang noirâtre, qui est évidemment d'origine récente.

La cavité de l'arachnoïde renferme une quantité notable de sérosité sanguinolente, qui s'est prise en glaçons.

Les méninges ne présentent pas d'opacités ; elles sont injectées et infiltrées. Pas d'adhérences avec la substance corticale.

Les ventricules latéraux sont remplis de sérosité gelée.

Les hémisphères cérébraux pèsent, le droit 505, le gauche 510 grammes.

La moelle épinière paraît ramollie à la région dorsale. On constate dans cette région, sur la face interne de la dure-mère, une fausse membrane rougeâtre, vasculaire, assez épaisse, qui adhère fortement à la dure-mère. Cette membrane est surtout développée en arrière ; elle s'étend depuis la deuxième vertèbre dorsale, où elle commence insensiblement, jusqu'à la septième vertèbre dorsale, où elle se perd de même.

Les membranes recueillies sur la dure-mère crânienne et rachidienne présentent les mêmes caractères. Elles sont formées d'une trame cellulaire dans laquelle rampent des vaisseaux capillaires nombreux. On y remarque des gouttelettes graisseuses, des amas de globules sanguins déformés, et beaucoup de pigment.

*Thorax.* Les poumons sont congestionnés à la base. Celui de droite est recouvert de fausses membranes résistantes.

Le cœur est flasque, volumineux; ses parois sont infiltrées de graisse.

*Abdomen.* Le foie offre un commencement de dégénérescence graisseuse.

Rien à noter dans les autres organes.

Ce qu'il importe de remarquer, c'est que la fausse membrane crânienne et celle du rachis ont présenté exactement les mêmes caractères. Ne doit-on pas dès lors leur supposer la même origine?

Voici maintenant un fait que j'ai trouvé consigné dans nos registres d'autopsie. Il a été recueilli en 1857, à une époque où la pachyméningite n'était pas connue en France. Les réflexions qui accompagnent l'autopsie m'ont paru caractéristiques.

### OBSERVATION II.

Willer, Anne, entre le 29 août 1853. Agée de 24 ans, cette fille est atteinte depuis trois ans de lypémanie religieuse avec idées érotiques. On ignore la cause de cette affection.

L'intelligence s'affaiblit rapidement; la malade ne comprend plus les questions les plus simples, elle devient d'une malpropreté excessive, et elle succombe dans le marasme, à la suite d'une entérite chronique, le 25 avril 1857.

#### AUTOPSIE.

*Crâne.* La dure-mère est plissée; entre elle et le cerveau il existe un vide considérable rempli de sérosité.

Légère injection de l'arachnoïde et de la pie-mère.

La substance cérébrale est décolorée et ramollie au niveau du corps calleux. Le ramollissement est diffluent dans le cervelet.

La moelle épinière est ramollie dans toute son étendue; à la région lombaire, elle est à l'état de bouillie.

Il existe vers le milieu de la région dorsale une fausse membrane rougeâtre, peu consistante, *qui paraît être le résultat d'une exhalation sanguine récente.* Cette fausse membrane, située au-dessous de la dure-mère, présente une longueur de 3 centimètres.

*Thorax.* Les poumons sont volumineux, emphysémateux, engoués en bas et en arrière.

Le cœur est le siége d'une altération très-remarquable; les deux feuillets du péricarde adhèrent complétement l'un à l'autre, au moyen de fausses membranes rougeâtres, peu consistantes, d'aspect gélatiniforme. Elles sont inégalement disposées sur les deux faces internes du péricarde, auquel elles donnent un aspect aréolaire. Dans leurs mailles elles renferment une grande quantité de sérosité roussâtre.

Le cœur est petit, complétement vide de sang.

*Abdomen.* La muqueuse du jejunum est parsemée d'ulcérations faites comme à l'emporte-pièce. Sur la muqueuse du cœcum il existe une quantité innombrable de petites ulcérations, de forme irrégulière. On en trouve également dans toute l'étendue du gros intestin et jusqu'à la fin du rectum.

Sans donner à cette observation plus d'importance qu'elle n'en mérite, car elle présente de nombreuses lacunes, je crois cependant qu'elle offre un exemple de néomembrane pachyméningitique développée sur la dure-mère rachidienne. Je n'en veux pour preuve que la remarque sur l'origine probable de cette membrane, remarque qui rentre si bien dans la théorie généralement adoptée alors, et qu'on ne manquait certainement jamais de faire quand on rencontrait une néomembrane dans la cavité de l'arachnoïde.

Pour achever ce qui me reste à dire sur la pachyméningite rachidienne, je citerai encore les deux observations suivantes, que M. le docteur MEGER a consignées dans sa thèse « *De pachymeningitide cerebro-spinali interna* », soutenue à Bonn en 1861. Ces observations ont été reproduites par le docteur SANDER. (*Allgemeine Zeitschrift f. Psychiatrie*, 19. Band, 1. Heft, 1862, p. 112.)

### OBSERVATION III.

**Dément paralytique. Dans les derniers temps de l'existence, pleurosthotonos très-prononcé, alternant journellement de gauche à droite. — Hématome de la moelle.**

A l'autopsie on trouve une fausse membrane organisée, qui recouvre presque toute l'étendue de la dure-mère crânienne, et qui est surtout développée à la base et dans les fosses cérébrales moyennes. L'arachnoïde est opaque et épaissie. La pie-mère adhère à la substance corticale. — Le cerveau est atrophié, les ventricules latéraux non symétriques. Beaucoup de sérosité dans la cavité de l'arachnoïde.

Sur la face interne de la dure-mère spinale, à partir de la troisième vertèbre cervicale jusqu'à la dernière vertèbre dorsale, on trouve une fausse membrane jaunâtre, composée de plusieurs couches, épaisse de 1 $^1/_2$ millim. Elle est constituée par une trame de tissu cellulaire, dans laquelle rampent un grand nombre de vaisseaux et où l'on trouve des amas considérables de pigment.

Le maximum d'épaisseur de la membrane est en arrière, au niveau de la première vertèbre dorsale.

### OBSERVATION IV.

**Malade atteint de paralysie générale. — Mort dans un marasme avancé (escarres au sacrum, etc.). — Hématome de la moelle.**

A l'autopsie, inégalité des ventricules latéraux, qui sont gorgés de sérosité. Sur toute la face interne de la dure-mère crânienne et spinale, jusqu'au niveau de la dernière vertèbre dorsale, on trouve une fausse membrane jaune rougeâtre, sillonnée de vaisseaux d'un grand diamètre. Çà et là, entre les couches qui constituent les membranes, on trouve de petits extravasats sanguins et des amas considérables de pigment.

La membrane a son maximum d'épaisseur à la convexité des lobes antérieurs et moyens du cerveau et au niveau de la première vertèbre dorsale.

La moelle épinière est atrophiée, ramollie au commencement de la région dorsale.

A ces rares documents se borne ce que j'ai pu recueillir de précis sur la pachyméningite spinale. Je signalerai plus loin les particularités intéressantes qu'ils peuvent contenir.

## CHAPITRE V.

### Lésions anatomiques concomitantes.

Les observations recueillies jusqu'à ce jour portent principalement sur des cas où la pachyméningite venait compliquer une autre affection. De là l'existence de lésions multiples à l'autopsie, et la question de savoir quel rôle ces lésions ont joué pendant la vie. Ont-elles été la cause de la pachyméningite, ou du moins se sont-elles développées sous la même influence morbide? Doivent-elles au contraire être regardées comme consécutives à la pachyméningite? Ou enfin n'existe-t-il entre elles qu'une coïncidence fortuite?

Ces questions se retrouveront au chapitre de l'Étiologie : elles montrent l'importance qu'il y a de noter soigneusement toutes les lésions qui accompagnent la pachyméningite.

*Cerveau et méninges.* Mes observations ont été recueillies chez des aliénés atteints pour la plupart de paralysie générale (19 sur 28). Or la paralysie générale des aliénés s'accompagne toujours de lésions plus ou moins profondes des centres nerveux et de leurs enveloppes, lésions qui caractérisent une méningo-encéphalite chronique. Ce que l'on observe, c'est l'injection, l'épaississement, l'opacité, l'infiltration séreuse ou séro-purulente des méninges; la dilatation de leurs vaisseaux qui sont gorgés de sang; des adhérences de l'arachnoïde avec la pie-mère et de celle-ci avec la substance grise; l'injection, le ramollissement de celle-ci; le ramollissement ou l'induration de la substance blanche, etc.

Ces altérations se groupent irrégulièrement suivant les cas, et, quoiqu'elles doivent toutes être rapportées à la paralysie générale, aucune d'elles cependant n'est caractéristique. Elles se rencontrent aussi bien et au même degré chez des paralytiques qui n'offrent pas de traces de pachyméningite, que chez ceux où cette dernière affection existe au plus haut degré.

ROKITANSKY a étudié au microscope le cerveau des paralytiques : il a conclu de ses recherches que dans la paralysie générale il existe une atrophie de la substance nerveuse, avec hypertrophie du tissu conjonctif interstitiel *(Neuroglia)*. Divers auteurs sont arrivés à des résultats analogues (BRUNET, CALMEIL, MARCÉ); moi-même j'ai examiné, sous la direction bienveillante de M. le professeur MOREL, quelques cerveaux de paralytiques où, à côté d'une disparition presque totale des cellules nerveuses ganglionnaires, on observait une hypertrophie du tissu conjonctif, et une quantité considérable de corpuscules amyloïdes. Or la pachyméningite doit elle-même être considérée comme une hypertrophie du tissu conjonctif. Serait-ce cette origine commune qui expliquerait la fréquence de la pachyméningite chez les paralytiques? Je serais tenté de le croire; cependant je dois dire que beaucoup de médecins ont cherché, sans y parvenir, à vérifier les conclusions de ROKITANSKY[1], et d'autre part j'ai pu voir, sur quelques cerveaux d'idiots[2] et d'épileptiques, l'hypertrophie du tissu conjonctif exister à un degré remarquable, alors qu'aucune trace de pachyméningite n'était apparente.

Les os du crâne ont été trouvés amincis (HYRTL), ou épaissis (TEXTOR); souvent ils sont normaux; chez une femme (obs. 8) j'ai pu voir des ostéophytes à la face interne du crâne[3] : TEXTOR, CRUVEILHIER, ROKITANSKY ont cité des faits semblables. Une autre fois, c'était chez un homme (obs. 14), j'ai vu une perte de substance remarquable à la voûte du crâne.

La dure-mère peut présenter son aspect normal. Cependant elle est généralement épaissie, injectée; assez souvent elle présente des adhérences avec le crâne. Dans les quatre observations qui terminent son travail,

---

1. Dr KELP. *Correspondenz-Blatt f. Psychiatrie.* — Juin 1863, nos 11-12. *Pachymeningitis*, p. 161.

2. Voir l'observation rapportée dans le dernier numéro des *Annales médico-psychologiques*, juin 1864, par mon collègue et ami M. J. JEANNERAT.

3. M. LÉLUT (*Obs.* XI *de son mémoire*) a vu 3 exostoses syphilitiques sur la voûte du crâne chez un malade âgé de 40 ans.

M. SHUBERG a vu ces adhérences être très-intimes. Elles existaient chez 2 de mes malades; sont-elles dues à une pachyméningite externe? Il peut exister des ossifications dans l'épaisseur de la dure-mère : j'en ai observé 2 exemples, dont l'un surtout (obs. 23) très-remarquable. On sait d'ailleurs que les parois de l'hématome peuvent elles-mêmes s'ossifier. Une fois j'ai vu l'arachnoïde spinale, au niveau de la queue du cheval, parsemée d'un nombre considérable de petites ossifications dont la plus grosse avait le volume d'un grain de chènevis.

Les glandes de PACCHIONI sont fréquemment hypertrophiées. Une fois j'ai vu des kystes séreux volumineux dans les plexus choroïdes. (Obs. 3.)

Les artères du cerveau ont été trouvées fréquemment (7 fois) athéromateuses. Du reste cette altération est fréquente après un certain âge, et s'accompagne généralement d'autres lésions des organes circulatoires.

AUBANEL avait fait la remarque que, chez les paralytiques, les hémorrhagies méningées sont fréquentes, tandis qu'il est rare d'observer des foyers hémorrhagiques dans le parenchyme même du cerveau : ce qu'il attribuait à l'augmentation de densité du tissu cérébral. J'ai observé 2 fois des foyers dans les hémisphères cérébraux (obs. 3 et 25) : c'étaient des foyers anciens, guéris. 1 fois cependant (obs. 23), la mort a été amenée par une hémorrhagie foudroyante de la protubérance annulaire. J'ai vu 1 fois une hémorrhagie sous-arachnoïdienne coïncider avec une pachyméningite au début. (Obs. 9.)

Lorsque la pachyméningite s'accompagne d'un épanchement de sang considérable, l'hémisphère correspondant est comprimé; et, si l'épanchement s'est fait lentement, progressivement, ou si la mort a tardé à venir, on trouve cet hémisphère considérablement atrophié : c'est ce que démontrent les différences de poids que l'on constate à l'autopsie et que j'ai vues aller à 50 et même à 80 grammes. Cependant, même dans les cas où l'affection n'a pas atteint ce degré de développement, l'inégalité peut exister : dans l'observation 1 notamment elle est de 43 grammes, et la pachyméningite est tout au début. Bien plus, on peut voir quelquefois que l'hémisphère qui pèse le plus, est précisément celui du côté où la pachyméningite existe (obs. 22). C'est que l'atrophie d'un hémisphère peut tenir à d'autres causes que la pachyméningite, et on la trouve parfois très-prononcée chez des aliénés où n'existe aucun épanchement sanguin ou séreux de nature à comprimer l'hémisphère.[1]

Telles sont les principales lésions cérébrales et méningées que j'ai cru devoir signaler plus spécialement. Il me reste à examiner les altérations constatées dans les autres organes. Mais auparavant je dirai encore que le cervelet et la moelle épinière ont été le plus souvent trouvés ramollis ou congestionnés : c'est le cas ordinaire dans la paralysie générale et dans les formes chroniques de la folie.

*Organes thoraciques.* Les altérations du cœur sont très-fréquentes chez les malades atteints de pachyméningite. C'est un point sur lequel a surtout insisté M. Lancereaux, et dont nous verrons toute l'importance au point de vue de l'étiologie. L'hypertrophie, la dégénérescence graisseuse, les altérations des valvules et des orifices, telles sont les lésions que l'on a occasion d'observer, et que j'ai rencontrées 15 fois; 2 fois l'aorte était athéromateuse ou atteinte d'un commencement d'ossification, ce qui s'est rencontré aussi dans plusieurs des observations de M. Shuberg.

Les lésions pulmonaires ne sont pas rares : j'ai vu 3 fois des tubercules dans le poumon, 2 fois il existait une pneumonie.

*Organes de l'abdomen.* L'organe qui a été trouvé altéré le plus souvent, c'est le foie. Je l'ai vu en voie de dégénérescence graisseuse dans 6 cas. Dans un travail de M. Wagner, sur l'induration granuleuse du foie, le crâne fut ouvert 6 fois sur 9 cas, et 5 fois il existait une pachyméningite (Lancereaux, p. 32). 1 fois j'ai vu des tubercules dans les reins.

*Membranes séreuses.* 2 fois il existait des fausses membranes dans les plèvres : 2 fois j'ai constaté l'existence d'une péricardite hémorrhagique (obs. 4, 6), qui existait également dans une des observations de

1. Cette inégalité, fréquente chez les paralytiques, se rencontre surtout chez les épileptiques ; on a même voulu en faire un des caractères anatomiques de l'épilepsie.

pachyméningite spinale, et qui était caractérisée par la production de fausses membranes rougeâtres, celluleuses. Cette coïncidence ne doit pas nous surprendre, car il est naturel de supposer que les maladies des membranes séreuses sont les mêmes pour toutes. De nombreuses observations attestent que le travail morbide qui préside au développement de la pachyméningite, peut agir en même temps à la face interne du péricarde, des plèvres ou du péritoine; et, comme PRUS l'avait pressenti, comme M. CRUVEILHIER l'a démontré, toutes ces affections, qu'elles s'appellent péritonite, péricardite ou pachyméningite hémorrhagique, ne sont qu'une seule et même forme morbide, se traduisant par des altérations identiques.

Je citerai en terminant, et pour être complet, quelques affections dans lesquelles on a encore rencontré la pachyméningite : la pleuropneumonie, la variole, le typhus, la scarlatine (HASSE), la pellagre (LÉLUT, LANCEREAUX), les affections cancéreuses et tuberculeuses; les scrofules, la syphilis (LANCEREAUX, VIRCHOW, LÉLUT). Les faits sont encore trop rares pour permettre d'en tirer une conclusion : il est bon cependant de les enregistrer.

## CHAPITRE VI.

### Historique.

J'ai cru devoir commencer par faire la description des lésions que je rapporte à la pachyméningite : en effet, tous les auteurs ont décrit ces lésions à peu près de la même façon. Où les divergences commencent, c'est quand il s'agit de déterminer le processus pathologique d'où elles dérivent, de montrer les rapports qui existent entre l'hémorrhagie et la fausse membrane.

J'ai pensé qu'il ne serait pas sans intérêt de passer rapidement en revue les théories qui ont été émises sur cette question, théories qui n'ont été, en définitive, que le reflet plus ou moins fidèle des doctrines anatomiques et physiologiques de l'époque.

Il faut rechercher les documents relatifs à la pachyméningite dans les travaux qui ont été publiés sur les hémorrhagies méningées[1] : car, chaque fois que l'on a signalé l'existence de fausses membranes dans la cavité de l'arachnoïde, on les a rattachées à une hémorrhagie.

Déjà Wepfer, de Haen, Morgagni, et sans doute aussi leurs contemporains, avaient observé des hémorrhagies des méninges; mais ce n'est que depuis les travaux de M. Serres (*Annuaire médico-chirurg. des hôpitaux*, 1819), qu'elles sont réellement entrées dans le cadre nosologique: c'est seulement à partir de cette époque qu'on les a décrites comme affection distincte, et que leur histoire a été faite avec quelque précision. On ne tarda pas à reconnaître que les hémorrhagies méningées peuvent affecter différents siéges, mais que les plus fréquentes sont évidemment celles qu'on rencontre entre la dure-mère et l'arachnoïde; et l'on fut ensuite frappé de ce fait, que ces dernières hémorrhagies sont le plus souvent enveloppées dans des sacs membraneux bien organisés; ou bien l'on trouve, dans la cavité arachnoïdienne, des membranes rougeâtres, organisées, vasculaires, plus ou moins imbibées de sang.

Quelle est la provenance de ces produits membraneux? Quelle relation faut-il établir entre eux et l'hémorrhagie? Problème qui exerça dès lors la sagacité des observateurs!

A l'époque où M. Serres publiait ses recherches, personne n'avait encore songé à révoquer en doute l'ingénieuse théorie de Bichat sur les séreuses. L'arachnoïde était considérée comme un sac sans ouverture, ayant un feuillet pariétal et un feuillet viscéral. Et quand on se trouva en présence de caillots de sang circonscrits par une membrane ténue, délicate, ayant toute l'apparence d'une séreuse, la première idée fut que le sang s'était épanché entre la dure-mère et le feuillet pariétal, et que, par suite, celui-ci avait été décollé dans une étendue

---

1. Ces travaux sont extrêmement nombreux. Je ne puis prétendre à les citer tous : du moins je ferai mention des plus importants.

variable. Mais, combien il était difficile de comprendre ce décollement!

M. ANDRAL, rapportant (*Clinique médic.*, t. V) deux observations que lui avait communiquées M. THIBERT, ne peut s'empêcher d'ajouter: «Il est difficile de comprendre comment une membrane mince et ténue, comme l'arachnoïde, peut être séparée de la dure-mère par du sang épanché, sans se déchirer et se rompre.» Et plus loin: «Tout cela s'était sans doute formé lentement.»

ROSTAN (*Ramollissement du cerveau*, 2e édit., p. 396) faisait une remarque analogue: «Les faits de cette nature sont fort rares. L'union intime des deux feuillets semble devoir leur interdire toute espèce de séparation.»

Et cependant cette interprétation avait paru la seule logique! Aussi la trouve-t-on admise sans objection par BLANDIN (*Anat. topograph.*, 1826, p. 42), par MÉNIÈRE (*Mém. anal.*, par DEZEIMERIS, *Arch. de méd.*, t. XXI), et par M. CRUVEILHIER lui-même (*Dict. de médec. et de chirurg. pratiques*, 1829, t. III, p. 294).

Ce qui est plus surprenant, c'est que, aujourd'hui même, elle ait des partisans. M. JOIRE (*Hémorrhagie des méninges chez les aliénés*, 1857) s'est efforcé de la faire revivre. Mais, quelque talent qu'il ait pu déployer, M. JOIRE a été forcé de convenir qu'on ne saurait admettre le décollement du feuillet pariétal que pour les *petites hémorrhagies*, c'est-à-dire pour ces taches ecchymotiques qu'on trouve au début de la pachyméningite: lorsque l'hémorrhagie est considérable, M. JOIRE admet une membrane de nouvelle formation.

ABERCROMBIE (*Traité des maladies de l'encéphale*) avait également placé le siége de l'hémorrhagie entre l'arachnoïde pariétale et la dure-mère; mais il admettait aussi qu'elle pouvait se faire dans l'épaisseur même de la dure-mère, dont les lames auraient été écartées (ABERCROMBIE, *loc. cit.*: observation rapportée par LANCEREAUX, p. 52, et par PIROTAIS, p. 30). Cette opinion, paraissant d'autant plus fondée que l'on considérait généralement la dure-mère comme formée de plusieurs lames superposées, et que la membrane d'enveloppe du sac offrait parfois une structure identique à celle de la dure-mère, cette opinion fut défendue, plus tard, par MM. MICHON et MANEC (*Soc. anat.*, 1830), et tout récemment, par M. PIROTAIS (*De la pachyméningite hémorrhagique*, thèse de Strasbourg, 1863); ce dernier va jusqu'à supposer une pachyméningite centrale, entraînant la formation de vaisseaux nouveaux qui se rompraient conséeutivement par suite de dégénérescence graisseuse! C'est aller loin dans l'hypothèse : il faut de nouvelles recherches avant de se prononcer.

Quoi qu'il en soit, déjà à l'époque où MM. ANDRAL et ROSTAN publiaient leurs observations, il y avait eu quelques médecins qui refusaient de croire au décollement de l'arachnoïde pariétale. BAYLE[1] (*Mal. du cerveau et de ses enveloppes*, 1826) et CALMEIL (*De la paralysie chez les aliénés*, 1826) avaient considéré les hémorrhagies et leurs enveloppes comme des produits inflammatoires, analogues à ceux que l'on observe dans l'inflammation des autres séreuses. De nouveaux faits à l'appui de cette opinion se trouvent dans l'ouvrage récent de ce dernier auteur (CALMEIL, *Traité des maladies inflammatoires du cerveau*, 1859).

Quelques auteurs admirent l'existence d'une arachnitis pariétale : la fausse membrane n'eût été que le feuillet pariétal de l'arachnoïde, transformé, épaissi, vascularisé, sous l'influence d'un travail inflammatoire. Cette hypothèse se trouve nettement formulée dans la discussion qui surgit à l'Académie de médecine à propos de l'observation présentée par M. GINTRAC, discussion à laquelle prirent part ROCHOUX, BLANDIN, MARTIN-SOLON, etc. (*Bulletin de l'Acad. de médec.*, t. VIII, 1842-1843, p. 851-856; *Annales médico-psychol.*, t. II, 1843, p. 304). Plus récemment, M. BRUNET (*Rech. sur les néomembranes et les kystes de l'arachnoïde*, thèse de Paris, 1859) revient sur cette idée que cer-

1. BAYLE disait même : « Ces épanchements sont très-rares, lorsqu'il n'y a pas de fausse membrane à la face interne de la dure-mère. » — Il soupçonnait donc que la fausse membrane était le phénomène primitif ! —

taines néomembranes pourraient n'être autre chose que l'arachnoïde pariétale modifiée par l'inflammation.

Il est enfin une opinion que son auteur a défendue avec un grand talent, mais qui, je crois, n'a été adoptée par personne : c'est celle que LONGET a développée dans sa thèse inaugurale (*Quelques considérations sur les exhalations sanguines des méninges*, Paris, 1835). Partant de ce fait que l'arachnoïde est totalement dépourvue de vaisseaux, que ses adhérences avec la dure-mère sont trop intimes pour permettre un décollement; considérant, en outre, que le sac adhère toujours à la face profonde de la dure-mère, jamais au feuillet viscéral de l'arachnoïde; il conclut que le sang ne saurait provenir que des vaisseaux de la pie-mère.

Les théories que je viens d'énumérer, et qui, même aujourd'hui, ont encore des partisans, se sont produites isolément, et pour ainsi dire à l'occasion de chaque fait particulier : chaque observateur adoptant l'explication qui lui paraissait le mieux rendre compte des particularités cliniques et anatomiques qu'il avait constatées.

M. BAILLARGER, le premier, réunit les documents épars dans la science; il y joignit ses observations personnelles, et, le premier, il traça l'histoire anatomique des hémorrhagies intra-arachnoïdiennes (*Du siége de quelques hémorrhagies méningées*, thèse de Paris, 1837). Il prouva d'abord que l'épanchement de sang siége, non pas entre la dure-mère et l'arachnoïde, mais dans la cavité même de l'arachnoïde; et que ce que l'on prenait pour le feuillet pariétal décollé, était une fausse membrane d'organisation nouvelle. Ensuite, il s'efforça de démontrer que toutes ces fausses membranes proviennent de l'organisation du caillot sanguin. Voici comment M. BAILLARGER comprend leur formation :

«La fausse membrane n'est d'abord que la partie albumineuse du sang coagulé; plus tard, c'est le sang lui-même décoloré et transformé en couenne. Mais, le plus souvent, on trouve les fausses membranes avant que la décoloration soit complète, ou bien, une nouvelle hémorrhagie a eu lieu : ce qui fait qu'on les rencontre rarement sans qu'il y ait une quantité plus ou moins grande de sang. »[1]

Défendue avec un grand talent, la doctrine de M. BAILLARGER fut presque aussitôt universellement admise[2], et l'on peut dire qu'elle devint classique après qu'AUBANEL eut publié son remarquable mémoire (*Des fausses membranes de l'arachnoïde chez les aliénés. Ann. médico-psychol.*, 1re série, t. II, 1843).

Cependant, de graves objections pouvaient être faites à la théorie de M. BAILLARGER.

Comment expliquer, par exemple, la présence, au milieu d'une membrane bien organisée, ancienne, d'un épanchement de sang tout récent? Aussi BOUDET et AUBANEL avaient-ils dû admettre la possibilité d'hémorrhagies secondaires, se produisant dans l'écartement des deux feuillets qui résultaient d'une première hémorrhagie. AUBANEL avait encore imaginé une autre explication. Pensant que les parois du kyste jouissaient de la faculté de résorber l'épanchement (et c'est aussi l'opi-

---

1. Voici les propositions de M. BAILLARGER :

1° Le plus grand nombre des fausses membranes qu'on rencontre dans la cavité de l'arachnoïde chez les aliénés paralytiques, ne doivent pas être entièrement assimilées aux pseudomembranes, produit de l'inflammation des plèvres et du péricarde.

2° Elles sont le plus souvent le résultat d'épanchements sanguins.

3° Selon l'abondance de l'épanchement et son ancienneté, elles peuvent se présenter sous des formes variées et avec des nuances diverses de coloration.

4° Puisqu'on trouve des fausses membranes, au milieu desquelles il ne reste plus qu'une couche extrêmement mince de sang, on peut très-bien concevoir la résorption complète de la matière colorante.

5° Par conséquent, on doit rapporter à d'anciens épanchements sanguins certaines fausses membranes, quoique toute trace de sang ait disparu. (BAILLARGER, Thèse.)

2. On la retrouve dans les travaux de MM. LÉLUT (*Gaz. méd. de Paris*, 1836, n° 1); — BOUDET (*Journal des connaiss. méd. chirurg.*, 1838-1839); — PARCHAPPE (*Traité théorique et pratique de la folie*); — LEGENDRE (*Revue médicale*, 1842-1843); — RILLIET et BARTHEZ (*Mal. des enfants*, 2e édit., 1853); — PRUS (*Mém. de l'Acad. de médecine*, t. XI, 1845); — SCHÜTZENBERGER (*Gaz méd. de Strasbourg*, 1849); — dans les publications de la *Société anatomique* (t. XIII, XIV, XXI, etc.), et même dans des ouvrages tout récents, tels que VALLEIX (4e édit., 1860); — DAGONET (*Traité des maladies mentales*, 1862); — etc. — sans compter une foule de mémoires et d'articles épars dans les journaux et recueils de médecine.

nion de PRUS), quoi d'étonnant, disait-il, que le phénomène d'absorption s'arrête, lorsque les couches superficielles sont organisées, et que le reste du sang conserve plus ou moins longtemps les caractères d'un épanchement récent! (AUBANEL, *loc. cit.*, p. 208.)

On avait aussi peine à comprendre que le sang restât, presque toujours, bien limité à la convexité des hémisphères, alors que son poids devait l'entraîner à la base, et que les mouvements du cerveau formaient obstacle à la prompte organisation d'une fausse membrane. A quoi l'on répondait en citant les fausses membranes qui se forment dans le péricarde; et puis, ne pouvait-on pas supposer que le sang, aussitôt épanché, se coagulait, et, dans certaines circonstances, s'organisait très-vite!

Enfin, sans compter que l'exiguïté des vaisseaux de la dure-mère s'accordait très-peu avec l'abondance de l'épanchement, on objectait que les hémorrhagies des méninges s'accompagnent le plus souvent de phénomènes plus ou moins obscurs, généralement de longue durée, et qu'il était naturel de rapporter à une inflammation chronique. Ne pouvait-on pas croire dès lors que la présence du caillot sanguin déterminait une irritation sur le feuillet pariétal de l'arachnoïde, et consécutivement, une exsudation plasmatique[1]? MM. GRISOLLE (*Pathol. int.*, 7e édit., 1857, t. Ier), HARDY et BÉHIER (*Pathol. int.*, 1855), etc., s'arrêtèrent à cette dernière hypothèse, également adoptée par les professeurs FORGET et RIGAUD[2], et qui se rapprochait de celle que défendaient BAYLE et CALMEIL.

Chose singulière, l'objection fondamentale, personne n'avait songé à la faire! La théorie de M. BAILLARGER cadrait si bien avec les idées

---

1. La possibilité de ce fait est niée par HASSE (*Handbuch d. spez. Pathol.*, *von* VIRCHOW, t. IV, p. 407). Jamais, dit-il, dans les véritables hémorrhagies des méninges, on n'a vu le caillot être enkysté par des fausses membranes, comme c'est si constamment le cas dans l'hématome de la dure-mère.

2. Soc. de médec. de Strasbourg. (*Gaz. méd.*, 1849).

physiologiques de l'époque[1], que personne ne songea à se demander si le sang est réellement susceptible de s'organiser.

Or, toutes les recherches faites dans ces dernières années ont démontré que jamais, dans aucune circonstance, ni le sang, ni aucun de ses éléments, n'est susceptible de s'organiser.

A la vérité, l'erreur était facile, et ce n'est pas tout à fait sans raison que les premiers micrographes attribuaient à la fibrine un rôle si prépondérant dans la genèse des produits morbides. En effet, quand la fibrine est abandonnée à elle-même, on la voit se dessécher, prendre une structure fibrillaire, et imiter, à s'y méprendre, la texture du tissu cellulaire : la fibrine se changeait donc en tissu cellulaire! Il fallut une observation plus attentive pour démontrer que cette transformation fibrillaire n'est qu'un effet purement mécanique, et que, pour peu que l'exposition à l'air se prolonge, la masse fibrineuse redevient amorphe, subit une métamorphose régressive.[2]

Ce que l'on put démontrer pour la fibrine, on le démontra également pour les autres parties du sang, l'albumine, les globules, etc.

Il fallut donc chercher une autre explication aux faits que l'on avait sous les yeux : on la trouva dans les lois de l'histogenèse, telles que permettent de les formuler les découvertes les plus récentes de la physiologie.

Toutes les théories que j'ai passées en revue jusqu'à présent offrent ce caractère commun qu'elles considèrent l'hémorrhagie comme le phénomène primitif[3] : j'ai relevé les principales objections que soulève cette manière de voir, aujourd'hui généralement abandonnée.

---

1. On lit dans le *Manuel de physiol.* de J. Müller ; 4e édit., trad. par Jourdan, 1845 : La fibrine exsudée à la surface d'un organe, dans l'inflammation, s'anime et s'organise (t. I, p. 23). — Aujourd'hui même quelques auteurs s'efforcent de restituer à la fibrine un rôle qui lui avait été dénié. (Prof. Mantegazza de Pavie, *Greffe animale*, *Courrier des sciences*, 3e année, t. I, n° 16.)

2. Monneret, *Pathol. gén.*, 2 vol., 1857 ; — Laboulbène (*loc. cit.*) ; — Robin (*Dict. de Nysten*) ; — Virchow (*Cell. pathol.*)

3 M. Cruveilhier, qui admet le feuillet pariétal de l'arachnoïde, et dont j'ai rapporté plus

En admettant, au contraire, que c'est une fausse membrane qui se développe tout d'abord, et devient la source du sang épanché, toutes les anomalies que présentait l'histoire des hémorrhagies intra-arachnoïdiennes disparaissent[1], et on s'explique de la façon la plus satisfaisante :

Comment du sang tout récent est épanché dans une membrane ancienne;

Pourquoi le sang reste si nettement limité à la convexité du cerveau;

Pourquoi des symptômes précurseurs de longue durée précèdent l'apoplexie, ces symptômes se rapportant à la période de formation du néoplasme.

Mais comment se développe le néoplasme lui-même?

Voici la théorie de Robin, telle que l'a exposée un de ses élèves, M. Brunet :

« La surface sur laquelle les néomembranes se développent, laisse « exsuder un blastème, qui se change en matière amorphe demi-solide, « finement granuleuse, dans laquelle naissent par genèse des noyaux « embryoplastiques.

« A chaque extrémité de ces noyaux se dépose de la matière amorphe, « donnant ainsi naissance à des corps fusiformes ou fibroplastiques, qui « constituent la première période d'évolution des fibres lamineuses : les « extrémités de ces corps s'allongent, les noyaux diminuent de volume, « deviennent irréguliers sur leurs bords, et finissent par se résorber « complétement.

---

haut l'opinion sur le siége de l'hémorrhagie, a cependant été l'un des premiers à admettre que le sang pouvait provenir d'une fausse membrane, résultant primitivement d'une inflammation pseudo-membraneuse hémorrhagique, spéciale aux séreuses. (*Anat. pathol.*, t. III, 1856.)

1. L'histoire des fausses membranes des autres cavités séreuses a passé par les mêmes phases. L'on est généralement d'accord aujourd'hui à rattacher la plupart des hémorrhagies que l'on observe dans ces cavités (plèvres, péricarde, péritoine, etc.), à la préexistence de membranes vasculaires, organisées, de nature inflammatoire.

« Chaque noyau embryoplastique devient ainsi le centre de généra-
« tion d'une ou de plusieurs fibres lamineuses. »[1]

Ces idées ont été adoptées par la presque totalité des médecins français; on les retrouve dans les travaux de MM. LANCEREAUX[2], CHARCOT et VULPIAN[3], MARCÉ[4], PERROUD[5], dans les publications récentes de la Société anatomique, etc.

On voit, en résumé, que ROBIN explique le développement des néomembranes de la dure-mère par cette théorie du blastème[6], qui, appliquée d'abord par SCHLEIDEN à la cellule végétale, fut transportée par SCHWANN à la cellule animale, et depuis, vulgarisée par les travaux de l'école de Vienne et celle de Paris; aujourd'hui elle est presque exclusivement admise en France.

Cependant, à côté de cette théorie du blastème, il s'est élevé depuis quelques années une théorie contraire, formulée par l'illustre physiologiste de Berlin. Ce n'est pas d'un blastème que dérive la cellule : *Toute cellule*, dit VIRCHOW[7], *dérive d'une cellule préexistante.* Transportant ce principe aux néomembranes pachyméningitiques, on ne doit plus

---

1. Il est assez difficile de comprendre au juste les idées de M. BRUNET. Ainsi il admet que la néomembrane se produit tout d'abord, mais il croit que le sang vient du feuillet pariétal de l'arachnoïde, décolle cette membrane, et consécutivement il se formerait une nouvelle fausse membrane sur le feuillet pariétal (p. 74). Il admet aussi que le sang épanché dans la cavité de l'arachnoïde peut s'entourer d'un kyste, en déterminant une inflammation des deux feuillets de la séreuse (p. 90). Toutes ces contradictions, que l'on n'a pas suffisamment relevées en citant BRUNET, ôtent à son travail beaucoup de sa valeur.

2. LANCEREAUX, *Des hémorrhagies méningées dans leurs rapports avec les néomembranes de la dure-mère*, Paris, 1862.

3. CHARCOT et VULPIAN, *Gaz. hebdom.*, 1860.

4. MARCÉ, *Traité pratique de l'aliénation mentale*, 1862.

5. PERROUD, *Gaz. méd. de Lyon*, 1863, n^os^ 22 et 23; — *Gaz. hebdomad.*, 1864, n° 7.

6. ROBIN (*Dict. de Nysten*, 10^e^ édit., 1855), art. BLASTÈME.

7. VIRCHOW, *Cellular Pathologie*, 3^e^ édit., 1862, p. 22; — *Verhandl. d. phys. med. Gesellsch. in Würtzburg*, 1857; — *Virchow's Archiv f. pathol. Anat. u. Physiol.*, 1859, 16. Band, 1. u. 2. Heft; — HASSE, *Virchow's Handbuch d. spez. Pathol. u. Therapie*, 1859; — SHUBERG, *Virchow's Archiv*, 1859, 5. u. 6. Heft; — GUIDO-WEBER, *Archiv f. physiol. Heilkunde*, 1860; MOREL, *Traité d'histologie humaine*, 1864.

considérer celles-ci que comme une hypertrophie, je dirai presque comme une *excroissance*, des éléments normaux de la dure-mère.

On n'attendra pas de moi que je tranche un débat qui tient divisés les savants les plus éminents. Du moins, sans m'incliner servilement devant la parole du maître, me sera-t-il permis de dire, qu'après avoir, dans la mesure de mes forces, fait de la question en litige l'étude la plus sérieuse, je n'hésite pas à me ranger à l'opinion que j'ai entendu professer à mes maîtres, MM. Küss et Morel, et qui est celle de Virchow.[1]

Et si je voulais maintenant décrire l'évolution anatomique de la pachyméningite[2], voici comment j'en rendrais compte :

Une irritation[3] est transmise à la face profonde de la dure-mère, face qui est surtout riche en éléments du tissu conjonctif. Aussitôt se produisent tous les phénomènes qui caractérisent l'hypertrophie de ce tissu : il y a d'abord prolifération plus ou moins active des cellules plasmatiques, puis l'évolution plus complète de ces cellules et leur transformation en fibres. Nécessairement ce travail d'hyperplasie cellulaire s'accompagne de modifications dans le système circulatoire de la partie : les vaisseaux se dilatent, parce qu'ils sont momentanément paralysés. Cette hyperhémie est provoquée par les cellules plasmatiques

---

1. Il est à noter, dit M. Morel, *loc. cit.*, p. 33-34, que là où l'observateur peut assister au développement de la cellule animale, on ne rencontre pas cette substance génératrice amorphe appelée *blastème, cytoblastème, lymphe plastique.* — Le blastème amorphe ne peut donner naissance à aucun élément organisé. Quand, dans une substance amorphe, il se développe des éléments morphologiques, la génération spontanée n'est qu'apparente, car, si on cherche bien, on trouve toujours dans ce soi-disant plasma des formes cellulaires qui se rattachent aux tissus voisins.

2. Envisagé dans sa généralité, le débat entre la théorie de Robin et celle de Virchow n'est autre que celui qui, dans une sphère plus élevée, tient le monde savant divisé au sujet de la *génération spontanée.* Admettre que la *cellule* peut prendre naissance dans un blastème amorphe, n'est-ce pas implicitement admettre qu'un organisme vivant peut se développer sans germe préexistant ?

3. Je me sers de ce terme à défaut d'autre, mais sans y attacher aucune signification doctrinale.

qui ont besoin d'une plus grande quantité de nourriture au moment où elles prolifèrent.[1]

En outre, les vaisseaux eux-mêmes donneront des ramifications nouvelles sillonnant la membrane de nouvelle formation. A vrai dire, ces vaisseaux nouveaux sont d'une structure si rudimentaire qu'on pourrait supposer que ce sont de simples canaux que le sang s'est creusés mécaniquement dans le néoplasme. Ces vaisseaux ont la plus grande tendance à se rompre, surtout puisque leurs parois s'infiltrent rapidement de graisse, et c'est en se rompant qu'ils deviennent la source des hémorrhagies de la pachyméningite.

Les cellules se transforment consécutivement en fibres; et, ce qui prouve bien leur origine, c'est que ces fibres sont en parfaite continuité de tissu avec celle de la dure-mère. De même, on voit les vaisseaux de celle-ci s'aboucher avec ceux du néoplasme.

L'identité de structure entre la dure-mère et la néomembrane est d'ailleurs attestée par ce fait que toutes deux sont susceptibles des mêmes altérations pathologiques (ossification, etc.).

Enfin, et pour terminer, je dirai que je considère la pachyméningite comme une *inflammation;* mais je me hâte d'ajouter avec M. Morel : « Au point de vue des premières modifications que subit la cellule, il « n'y a aucune différence apparente entre la cellule du tissu enflammé « et celle du même tissu hypertrophié » (p. 55).

---

1. Morel, *loc. cit., passim.* — Küss, *De la vascularité et de l'inflammation*, 1846.

## OBSERVATIONS CLINIQUES.

### 1re Série.

**Pachyméningite au début. — Développement de la néomembrane.**

### OBSERVATION 1.

Convulsions dans l'enfance. — Excès de toutes sortes. — Manie suraiguë avec idées de grandeur. — Convulsions épileptiformes. — Hématome de l'oreille. — Démence. — Paralysie. — Mort suite de nouvelles convulsions épileptiformes. — Pachyméningite au début.

M. X., 34 ans, officier d'artillerie. Constitution forte, tempérament nervoso-sanguin. Dans son enfance, M. X. a eu des convulsions jusqu'à l'âge de 6 ans; plus tard, il a fait des excès considérables de boisson et de femmes. La folie éclate à la suite de travaux excessifs, accomplis au milieu de préoccupations de toutes sortes; elle offre le caractère d'une manie suraiguë avec prédominance d'idées de grandeur. Entré à l'asile le 28 février 1862, huit jours après le début de l'aliénation, M. X. présente les symptômes suivants:

La face est rouge, congestionnée; le regard brillant; les lèvres sèches. Le malade se livre à une loquacité intarissable; il est impossible de fixer un seul instant son attention. Ses discours sont complétement incohérents; mais à côté des idées les plus disparates, ce sont les idées de grandeur qui dominent : il est le prince de Wagram, il a inventé un nouveau télégraphe, c'est lui qui a découvert le pôle nord, il est l'ami intime de l'Empereur, etc. Pendant qu'il crie, il se livre aux gestes les plus violents, déchire ses habits, renverse les meubles, frappe ceux qui l'approchent; deux gardiens ont peine à le maintenir. Les nuits sont sans sommeil, et ce n'est qu'avec les plus grandes difficultés qu'on parvient à lui faire avaler quelques aliments liquides. Constipation; le pouls est plein, à 80.

Cette agitation extraordinaire dura sans interruption jusqu'au 10 mars, où, sans prodromes, éclatèrent tout à coup des attaques épileptiformes très-intenses. Caractérisées par la perte de connaissance, les convulsions de la face et des membres, le stertor, l'écume à la bouche, ces attaques se répétèrent, malgré les moyens employés (sangsues derrière les oreilles, vésicatoires à la nuque, révulsifs, etc.), au nombre de six à huit dans les vingt-quatre heures jusqu'au 17 mars; dans les intervalles le malade ne reprenait pas connaissance, mais restait plongé dans une somnolence qui le rendait complétement étranger à tout ce qui l'entourait. Une hémiplégie complète du côté gauche fut la suite de ces attaques; elle disparut spontanément peu de jours après les dernières. M. X. se remit assez rapidement, prit de l'embonpoint, devint plus calme, mais resta incohérent, irritable, souvent très-violent; en marchant il penchait légèrement à gauche. Il eut fréquemment de l'incontinence d'urine pendant la nuit. — La pupille gauche était plus dilatée que la droite. On remarquait, surtout quand il était un peu excité, une difficulté marquée à prononcer certains mots.

Le 20 avril on vit se développer spontanément un hématome de l'oreille gauche; huit jours après, même lésion à l'oreille droite, mais qui avorte au bout de peu de jours. L'hématome gauche prit un développement considérable; après avoir augmenté pendant une quinzaine de jours, il se résorba peu à peu, et, un mois après le début, il ne restait que la déformation caractéristique du pavillon de l'oreille.

A partir de cette époque, M. X. fut généralement tranquille, et quoiqu'il restât dans un état de faiblesse intellectuelle très-marquée, sa femme essaya de le reprendre le 30 juin.

Dès le 10 juillet, il fallut le ramener à l'asile. M. X. s'était montré volontaire, irritable; il avait fait une foule d'extravagances, et jeté partout le trouble et le désordre.

Le malade n'eut plus, dès lors, que de rares moments d'agitation. Tombé dans un état de complète démence, il était ordinairement tranquille, parlant beaucoup, et paraissant généralement très-heureux. Les malades qu'il voyait dans le préau, il les prenait pour des personnages illustres, princes, généraux, qui venaient lui rendre visite. Les signes de paralysie ne s'aggravèrent pas notablement, seulement les incontinences devinrent plus fréquentes.

Ainsi se passa toute une année, sans changement notable dans l'état mental, sans altération de l'état physique, qui resta généralement bon.

Le 16 juillet, au matin, en entrant dans la chambre de M. X., on le trouva étendu sans connaissance, pâle, les yeux fermés, les dents serrées, les lèvres couvertes d'écume, les doigts fléchis et contractés; la respiration est oppressée, la face et la poitrine sont cyanosées.

Tandis qu'on l'examine, une attaque épileptiforme très-violente se déclare; on s'empresse de transporter M. X. à l'infirmerie et de lui appliquer un grand nombre de sangsues (20) derrière les oreilles. On y joignit des lavements purgatifs, l'application de sinapismes sur les extrémités, etc.

Mais les attaques se renouvelèrent presque sans interruption jusqu'au matin du 17; alors survint un coma profond, et le malade expira à dix heures, sans avoir repris connaissance un seul instant.

### AUTOPSIE.

*Crâne.* Le cuir chevelu et les os du crâne sont fortement injectés.

A l'incision de la dure-mère, il s'écoule une notable quantité de sérosité.

La dure-mère présente à sa face interne, et surtout en avant, une injection très-intense, sous forme d'un pointillé fin et serré. Au niveau des lobes antérieurs du cerveau et sur leur convexité, on remarque quelques caillots noirâtres, paraissant d'origine toute récente, et qui sont accolés à la dure-mère. Ces caillots sont emprisonnés dans une membrane très-ténue, extrêmement facile à déchirer. Il est aisé de voir que cette membrane fait suite à une couche de même nature qui tapisse la dure-mère dans toute l'étendue du pointillé que nous avons remarqué.

En détachant avec soin la couche pseudo-membraneuse, solidement accolée à la dure-mère, et en la portant dans le champ du microscope, on remarque qu'elle est encore presque amorphe; il existe à peine quelques fibres conjonctives, mais une grande quantité de cellules allongées. Les capillaires sont très-nombreux, mais tous à l'état rudimentaire. Ce qui prouve que le pseudoplasme est d'origine toute récente, c'est qu'on y trouve les globules sanguins très-peu altérés, qu'il n'existe ni graisse ni matière colorante cristallisée; c'est qu'enfin il a une structure très-imparfaite.

Les méninges sont injectées, leurs vaisseaux sont distendus par une grande quantité de sang noirâtre. Épaisses, opaques, les méninges adhèrent à la substance corticale, et ces adhérences sont beaucoup plus marquées à droite qu'à gauche.

Le cerveau tout entier est congestionné. La substance grise présente une teinte framboisée quand on la coupe. La substance blanche est fortement sablée.

L'encéphale pèse 1,435 grammes; — l'hémisphère cérébral droit 597, le gauche 640.

Le cervelet est fortement injecté.

Les autres organes n'ont pu être examinés.

### OBSERVATION 2.

**Ivrognerie. — Agitation maniaque. — Paralysie commençante. — Trois jours avant la mort, coma. — Pachyméningite au début.**

C., 79 ans, douanier en retraite. D'une constitution très-robuste, cet homme se livre depuis de longues années à l'ivrognerie, vice qui l'a fait tomber dans une profonde misère, et a produit l'affaiblissement graduel des facultés intellectuelles.

Une sœur de C. est morte aliénée.

Au mois de décembre 1862 éclate, à la suite de copieuses libations, un accès de manie aiguë. C. brise tout dans sa demeure, menace de mort sa femme, parle de mettre le feu à la maison; au bout de peu de temps le calme renaît spontanément. Mais à partir de ce moment, C. resta excessivement irritable, s'adonnant plus que jamais à la boisson. Il y eut de temps en temps de nouveaux accès d'agitation; mais ce n'est qu'au mois de juillet 1863 que C. étant devenu plus agité et plus dangereux, on se décida à l'amener à l'asile.

C. offrait à son entrée le type d'une manie aiguë : face rouge, vultueuse, regard brillant. C. crie, injurie, frappe sur tout ce qui est à sa portée. Il faut lui mettre la camisole et les entraves. Les pupilles sont fortement contractées, égales. Pas de fièvre. Les membres supérieurs sont affectés d'une sorte de tremblement convulsif, qu'on retrouve également dans les muscles des lèvres et de la langue. On ne comprend rien aux cris du malade : c'est une sorte de grondement sourd proféré sans interruption sur un ton très-bas. Insomnie depuis plusieurs jours; le malade refuse les aliments; on ne parvient qu'à grand'peine à lui faire avaler quelques liquides.

Les bains, les laxatifs, l'isolement, modifièrent peu cet état d'agitation dans les premiers jours; C. restait attaché sur son lit, où il se débattait avec violence; tels étaient ses efforts qu'il était jour et nuit baigné de sueur.

Le 28 juillet cette agitation cessa tout à coup. Le malade tomba dans le coma : peau chaude, pouls fréquent, à 100. Lèvres sèches, respiration stertoreuse. Le coma devient de plus en plus profond, bientôt les extrémités se refroidissent, la face se grippe, le pouls devient filiforme, la mort arrive le 31.

## AUTOPSIE.

*Crâne.* La dure-mère est bleuâtre; quand on l'incise, il s'écoule un peu de sérosité sanguinolente. A sa face interne, cette membrane présente, surtout à gauche et en avant, quelques plaques d'une injection très-fine et très-serrée; au niveau de ce pointillé, on peut détacher une couche pseudo-membraneuse très-mince et rougeâtre. La même altération existe en quelques points à droite, mais moins prononcée. Cette couche pseudo-membraneuse est presque amorphe; on y trouve quelques fines granulations et beaucoup de noyaux allongés, ovales. On ne remarque pas encore de structure fibreuse bien accusée. — Beaucoup de globules sanguins peu déformés se rencontrent dans cet exsudat, ainsi que du pigment sanguin.

Les méninges sont intimement unies entre elles, et adhèrent à la substance corticale.

Celle-ci est rougeâtre, ramollie. La substance blanche est sablée, elle a gardé sa consistance normale; au niveau des couches optiques, du corps calleux et des corps striés, il existe un commencement de ramollissement.

L'encéphale pèse 1,342 grammes. Les hémisphères cérébraux pèsent, le droit 595, le gauche 575 grammes.

Le cervelet est injecté et ramolli.

La moelle épinière est ramollie à la région dorsale.

Les artères du cerveau et de la base du crâne présentent un degré avancé de dégénérescence athéromateuse.

*Thorax.* Les poumons sont légèrement engoués.

Le cœur est volumineux; à la partie ascendante de l'aorte on remarque quelques plaques d'athérome.

*Abdomen.* Le foie est gras; la rate diffluente; les reins congestionnés.

Pas de lésion de tube digestif.

Une ossification grande comme la paume de la main, épaisse de 1 à 2 centimètres, s'est développée dans le centre phrénique du diaphragme. Elle ne paraît avoir donné lieu à aucune lésion fonctionnelle.

### OBSERVATION 3.

Caractère méchant, avaricieux. — Agitation maniaque. — Quelques mois auparavant, albuminurie. — Affaiblissement général. — Trois jours avant la mort, coma, contractures. — Fausses membranes au début.

Madame B. a 72 ans; elle vit seule avec son petit-fils âgé maintenant de 9 ans. D'une avarice sordide, d'un caractère méchant et emporté, M^me^ B. paraissait depuis longtemps ne pas jouir de l'intégrité de ses facultés; elle semblait prendre plaisir à maltraiter son petit-fils. Le 19 septembre au matin éclate subitement un accès de manie, qui nécessite son placement immédiat à l'asile.

Cinq ou six mois auparavant M^me^ B. avait été atteinte d'une albuminurie (?) qui l'avait considérablement affaiblie, mais qui s'était amendée sous l'influence prolongée de l'acide nitrique et des ferrugineux.

M^me^ B. est décrépite; sa constitution est détériorée. Il n'existe pas d'œdème des extrémités. La malade, extrêmement agitée, refuse de manger, et consent à peine à avaler quelques gorgées de liquide. La peau est chaude, sèche, le pouls fréquent (100), il existe un état fébrile assez prononcé. Les pupilles sont contractées. M^me^ B. ne cesse de pousser des cris perçants et de s'agiter violemment sur son lit.

Le 1^er^ octobre au soir, l'agitation cessa tout d'un coup; un coma profond la remplace; résolution des membres, quelques secousses convulsives, contractures des extrémités, plus prononcées à droite. Les traits s'altèrent, la respiration s'embarrasse, et la mort survient le 4 octobre.

#### AUTOPSIE.

*Crâne.* A l'incision de la dure-mère, il s'écoule une quantité considérable de sérosité. Cette membrane présente à sa face interne, à droite, un certain nombre de taches rougeâtres, paraissant dues à de petits extravasats sanguins. On remarque qu'au niveau de ces taches on peut détacher de la dure-mère une couche pseudo-membraneuse peu épaisse, emprisonnant dans ses mailles du sang tout récent: c'est surtout au tiers antérieur de la convexité de l'hémisphère droit que l'on trouve ces productions pseudo-membraneuses. Elles présentent plusieurs couches superposées; au niveau du tiers antérieur de l'hémisphère droit, j'en ai pu compter jusqu'à 5 très-distinctes.

Ces couches ont une organisation rudimentaire; on voit quelques faisceaux de fibres connectives, pâles, irrégulièrement entre-croisées; beaucoup de capillaires, d'une structure amorphe, remplis de globules de sang très-peu altérés.

L'arachnoïde est épaisse, opaque en quelques points; elle adhère à la pie-mère, et entre ces deux membranes on trouve une couche transparente, offrant l'aspect de la gélatine. La pie-mère n'offre pas d'adhérences avec la substance grise.

Au tiers moyen de l'hémisphère gauche, sur le côté externe, on rencontre un foyer hémorrhagique du volume d'une forte noisette. Ce foyer paraît remonter à plusieurs semaines; ses parois sont jaunâtres, tomenteuses; dans sa cavité on rencontre un caillot fibrineux très-petit, de coloration jaunâtre. Le microscope montre dans les parois de ce foyer des amas de pigment sanguin et quelques cristaux d'hématoïdine.

Le corps calleux est ramolli. Poids de l'encéphale, 1,277 grammes. Hémisphère droit, 540; gauche, 550.

Il existe un kyste séreux, volumineux dans les plexus choroïdes.

Les artères du cerveau et de la base du crâne sont athéromateuses.

*Thorax.* Les poumons sont emphysémateux.

Aux valvules du cœur on trouve quelques plaques cartilagineuses.

Les organes de l'abdomen n'ont pas pu être examinés.

### OBSERVATION 4.

**Ivrognerie. — *Delirium tremens.* — Paralysie générale. — Délire mélancolique. — Mort dans le marasme.**

M. M., âgé de 43 ans, soldat d'artillerie. Ce malade, de bonne constitution, s'est ruiné la santé par des habitudes d'ivrognerie qu'il a depuis plusieurs années.

Entré à l'hôpital militaire avec les symptômes d'un *delirium tremens*, il ne tarda pas à donner des signes d'aliénation mentale, et à se livrer à des actes de violence, qui nécessitèrent l'emploi de la camisole de force. Au bout de quelques jours, il fut transféré à l'asile, le 20 avril 1863.

A son entrée, M. est tranquille; il est maigre, affaibli, la parole est très-embarrassée; cependant il veut parler sans cesse, et accompagne ses discours de gestes bizarres; il est maréchal de France, il a toutes les décorations du monde, il commande à toutes les armées, il a un sabre tout en or; il est empereur, etc.

La physionomie est hébétée, la face légèrement déviée à gauche. On remarque que la paupière de ce côté reste constamment fermée ; au-dessous l'œil est sain; la paupière elle-même n'offre aucune lésion appréciable. La pupille gauche est plus dilatée que la droite; nous n'avons pu savoir depuis quand existe cette chute de la paupière gauche.

M. marche difficilement; il traîne la jambe, et chancelle à chaque pas; depuis quelque temps il a de fréquentes incontinences.

A dater de son entrée, M. resta constamment tranquille, continuant à parler de ses grandeurs et de ses richesses. Au mois de juillet, son délire changea de caractère ; il dit qu'il était mort; ses jambes, ses bras sont pourris; il n'a plus de bouche, plus de langue, plus d'estomac, etc. Il ne veut plus manger parce qu'il n'a plus d'estomac; bientôt survint une rétention d'urine qui, pendant trois semaines, nécessita deux fois par jour le cathétérisme de la vessie, soit que, poussé par ses idées, le malade cherchât à retenir volontairement ses urines, soit que ce fût un phénomène nerveux indépendant de sa volonté.

Le délire hypochondriaque devint moins accentué au commencement du mois d'août; M. mangea plus volontiers, et la rétention d'urine disparut. Mais alors l'affaiblissement musculaire fit de tels progrès, qu'il fallut le laisser au lit. Vers cette époque, on remarqua que la paupière gauche commençait à se relever; bientôt elle reprit des mouvements plus étendus, et l'œil put s'entr'ouvrir.

Au mois d'octobre, M. maigrit; l'appétit diminua; il était habituellement plongé dans une somnolence d'où il était difficile de le tirer. Il ne parlait presque plus, si ce n'est que de temps à autre, il répétait qu'il était mort.

Cet état de marasme s'aggrava dans les premiers jours de novembre; M. expira le 17 novembre sans avoir présenté d'autres symptômes qu'un affaiblissement progressif. A sa mort il était arrivé à un état d'émaciation extrême.

## AUTOPSIE.

*Crâne.* Les os du crâne sont injectés; à l'incision de la dure-mère il s'écoule une certaine quantité de sérosité. En détachant cette membrane, on constate que sa face interne présente, à gauche, dans toute son étendue, une arborisation très-fine, d'une belle teinte rouge. Au niveau de la bosse coronale, cette injection est beaucoup plus serrée, et il existe là une véritable tache de sang noirâtre. A droite la dure-mère présente son aspect normal.

L'injection qui existe à gauche, tient à une couche pseudo-membraneuse, qui adhère fortement à la dure-mère, mais qu'avec quelques précautions il est facile de détacher. Cette membrane est molle, transparente, d'une teinte jaunâtre. A la loupe on y constate l'existence d'un réseau vasculaire très-fin et très-riche. Le microscope montre qu'elle est formée d'un exsudat presque amorphe, où se rencontrent beaucoup de noyaux ovales et allongés, quelques cellules plasmatiques, et quelques fibrilles connectives. Les vaisseaux sont des capillaires d'origine toute récente. L'encéphale pèse 1,250 grammes, l'hémisphère droit 536; l'hémisphère gauche 525.

L'arachnoïde et la pie-mère sont épaisses, opaques. Elles n'adhèrent pas à la substance corticale qui est injectée.

Le cerveau est augmenté de consistance. L'épendyme ventriculaire est épaisse et finement granulée.

Le cervelet est injecté. — La moelle épinière est ramollie dans presque toute son étendue.

Les artères de la base du crâne et du cerveau sont dans un état avancé de dégénérescence athéromateuse.

*Thorax.* Les poumons sont volumineux; à droite il existe un commencement d'hépatisation; quelques parties ont un aspect grisâtre.

Le poumon gauche est seulement engoué.

Il existe une adhérence complète entre les deux feuillets du péricarde, au moyen de fausses membranes celluleuses, rougeâtres. Le cœur offre un commencement de dégénérescence graisseuse.

*Abdomen.* Le foie est décoloré, gras; — la rate est ramollie. Au sommet des deux reins, il existe des amas considérables d'une matière blanchâtre, grumeleuse, facile à écraser, paraissant être de la matière tuberculeuse ramollie.

Il n'y a rien de particulier dans les autres organes.

## OBSERVATION 5.

Agitation maniaque, datant de 18 mois. — Hypertrophie du cœur. — Fausse membrane à droite sur la dure-mère.

M^me Charlotte, âgée de 45 ans, mariée et mère de trois enfants, a toujours joui d'une bonne santé, sauf qu'elle était sujette à la migraine; ses trois grossesses ont été heureuses; elle a elle-même allaité ses enfants, dont deux sont encore vivants.

Au mois de février 1861, son mari s'aperçut de quelques bizarreries dans sa conduite: elle tenait des discours incohérents, n'achevait pas les phrases qu'elle commençait; elle perdait la mémoire, même des faits les plus récents; son caractère était devenu irritable; la moindre observation de son mari la mettait en colère. La nuit elle ne dormait pas, courait dans la maison, voulant partout allumer du feu, et devenant ainsi une source de dangers incessants.

Le délire s'accentua peu à peu; au mois d'avril éclata un accès de manie aiguë, pour lequel M^me Charlotte fut conduite à l'asile.

Elle y passa environ 18 mois sans qu'il survînt dans son état de modification marquée; incohérente, irritable, poussant des cris incessants, souillant ses habits, les déchirant, il fallait presque constamment la tenir attachée sur son lit, tant la faiblesse musculaire était grande.

Huit jours avant sa mort, elle fut prise de dyspnée, avec fièvre intense; peau chaude, sèche, pouls petit, irrégulier, fréquent (100). L'appétit diminue. La malade se cyanose, les jambes s'infiltrent; tous les signes d'une affection du cœur apparaissent; mais l'état d'agitation de la malade ne permet pas de faire de recherches stéthoscopiques. Les moyens employés restèrent sans effet; M^me Charlotte tomba dans une prostration profonde, et succomba le 17 novembre 1863.

### AUTOPSIE.

*Crâne.* — En incisant la dure-mère, il s'écoule un peu de sérosité. On remarque que cette membrane présente à sa face interne, dans toute l'étendue du côté droit, une injection très-fine; cette injection est surtout prononcée au niveau du lobe antérieur et dans les fosses de la base du crâne. Un examen attentif montre qu'elle tient à une membrane très-mince, colorée, friable, qui adhère intimement à la dure-mère. La loupe fait voir dans cette membrane un réseau capillaire extrêmement riche. Le microscope montre un commencement d'organisation cellulaire et une grande quantité de capillaires à structure rudimentaire, larges, remplis de globules rouges peu altérés.

Les méninges sont opaques, épaisses, injectées: leurs vaisseaux sont gorgés de sang. Elles adhèrent intimement à la substance corticale, notamment le long du bord supérieur des hémisphères.

Les artères du crâne et du cerveau sont athéromateuses.

Le cerveau est injecté; il a une consistance pâteuse. L'épendyme ventriculaire est légèrement épaissie. Poids de l'encéphale, 1,150 grammes. Hémisphère droit, 530; gauche, 544.

Le cervelet n'offre rien de particulier.

La moelle épinière est ramollie dans toute son étendue.

*Thorax.* Le poumon droit est recouvert par une fausse membrane épaisse et intimement adhérente à sa surface. Le tissu pulmonaire est atrophié et fortement condensé : il existe de l'engouement. Le poumon gauche a son volume à peu près normal; cependant il est recouvert incomplétement par une fausse membrane moins épaisse; il est fortement engoué.

Le cœur est énorme (*cor bovinum*); ses parois sont très-épaisses, ses cavités diminuées, ses orifices paraissent notablement rétrécis; débarrassé des caillots qui l'obstruent, il pèse 460 grammes; ses parois sont infiltrées de graisse.

*Abdomen.* Le foie est gras. — La rate est ramollie. — Rien dans les autres organes.

## OBSERVATION 6.

**Manie puerpérale il y a 10 ans. — Accès de manie à la suite de chagrins. — Mort de péricardite. — Pachyméningite au début.**

M^me^ Caroline a été atteinte en 1852 de manie puerpérale à la suite de sa première grossesse. Elle a fait alors à l'asile un séjour de cinq semaines, et est sortie complétement guérie. Depuis elle a eu deux autres grossesses sans aucun accident.

M^me^ Caroline a reçu une certaine éducation; mariée à un menuisier, elle vivait heureuse dans son ménage, et, quoique portée à l'exaltation religieuse, elle savait se renfermer dans ses devoirs de mère de famille.

Au mois d'août 1862, ses enfants furent pris de scarlatine; elle en fut vivement préoccupée. Pendant qu'elle les soignait avec une tendresse inquiète, elle fut prise d'une angine à la suite de laquelle éclata un nouvel accès de manie aiguë, qui nécessita sa réintégration le 29 août.

Elle présentait alors une agitation considérable; insomnie, incohérence dans les idées, loquacité intarissable, mouvements désordonnés, impossibilité complète de fixer son attention. A ces symptômes se joignait le refus absolu des aliments. Il existait un état fébrile assez intense; la peau était chaude, sèche, les pommettes rouges, les lèvres sèches, fuligineuses; la respiration était pénible, embarrassée. Mais dans l'état d'agitation et de faiblesse où se trouvait la malade, il fut impossible d'examiner attentivement l'état de la poitrine, et la malade d'ailleurs ne pouvait donner aucun renseignement sur ce qu'elle éprouvait.

La faiblesse alla en augmentant; l'agitation fit place à une prostration profonde, et M$^{me}$ Caroline succomba six jours après son entrée, à l'âge de 45 ans.

AUTOPSIE.

*Crâne.* Il existe des adhérences intimes entre la face externe de la dure-mère et le crâne, notamment au niveau des sutures. La dure-mère offre une coloration bleuâtre. Vers la région latérale et postérieure des hémisphères, à leur face convexe, il existe des deux côtés quelques caillots de sang noirâtre nettement circonscrits dans une pellicule transparente et adhérente à la face interne de la dure-mère.

L'arachnoïde est injectée, épaissie, elle est confondue avec la pie-mère. Celle-ci est infiltrée et épaisse, mais n'adhère pas à la substance corticale.

Le cerveau est injecté dans toutes ses parties. La substance blanche présente un sablé presque noirâtre. Du reste, il n'existe pas de diminution dans sa consistance.

Le cervelet est injecté, moins consistant que le cerveau.

L'encéphale pèse 1,295 grammes. Les hémisphères pèsent, le droit 550, le gauche 557.

La moelle épinière n'offre rien de particulier.

*Thorax.* Les poumons sont engoués à leur partie inférieure. Aux sommets il existe quelques noyaux tuberculeux crétacés.

Entre les deux feuillets du péricarde, il existe une adhérence intime, au moyen de brides celluleuses, rougeâtres ; en détachant ces brides, on remarque une coloration rougeâtre uniforme de la face interne du péricarde, qui ne renferme pas de sérosité dans sa cavité. Le cœur présente à sa face externe un aspect tomenteux qui le fait ressembler à une langue de chat pourvue de nombreuses papilles, et d'où partent de nombreux *tractus filamenteux*.

Le cœur est petit ; flasque. Sa face interne est uniformément colorée en rouge, mais il n'y a pas de sang dans ses cavités.

*Abdomen.* Le foie est ramolli et décoloré.

Rien à noter dans les autres organes.

### OBSERVATION 7.

Excès alcooliques. — Paralysie générale. — Marasme. — Caillots de sang accolés à la face interne de la dure-mère.

M. Amédée a reçu une éducation très-soignée. D'une intelligence brillante, il a eu quelques succès littéraires qui ont dû flatter considérablement son amour-propre. A la suite de circonstances malheureuses, il fut forcé d'embrasser l'état militaire, pour lequel il n'avait aucun goût ; il arriva pourtant assez vite au grade de sergent, et resta plusieurs années en Afrique ; là, il commença à abuser de l'absinthe, et son intelligence s'affaiblit. La mémoire commença à lui faire défaut, ses amis s'aperçurent de bizarreries de caractère inexplicables. Ce n'est cependant qu'en février 1861 que la folie éclata sous forme d'un accès de manie, dans lequel M. Amédée voulut se jeter par la fenêtre. Des attaques épileptiformes survinrent, et dès lors la paralysie devint évidente. — Un oncle du malade est atteint de mélancolie.

Après un séjour de deux mois à l'hôpital militaire, M. Amédée fut transféré à l'asile, où il arriva dans l'état suivant :

Agé de 33 ans, M. Amédée est de petite taille, de forte constitution. Il paraît très-content, croit arriver dans un château qui lui appartient, vante son talent de faire des vers, et promet d'en composer en notre honneur. Il vient du petit paradis, il raconte ses conversations avec Dieu et avec les anges ; il existe des hallucinations de l'ouïe. Le délire est un mélange d'idées religieuses, érotiques et ambitieuses ; elles sont toutes empreintes d'une exagération puérile qui se traduit dans les moindres paroles, et se manifeste surtout d'une façon remarquable dans les lettres qu'il écrit. — L'écriture est un peu tremblée; la mémoire fait défaut; beaucoup de mots sont oubliés; d'autres restent inachevés. La parole est traînante; quand M. Amédée s'anime, il devient inintelligible, il ne peut plus prononcer un grand nombre de mots. Les muscles de la face et des lèvres ne peuvent plus coordonner leurs mouvements; la langue est affectée d'un tremblement fibrillaire. La démarche est pénible; M. Amédée est obligé d'écarter considérablement les jambes et traîne le pied. L'appétit est excellent; le malade avale gloutonnement. Le sommeil est bon.

Ainsi se passa l'année 1861. M. Amédée paraissait toujours très-heureux, s'occupant à faire des vers, à lire, à écrire des descriptions du paradis, etc.

Au commencement de 1862, la paralysie fit quelques progrès; l'écriture devint illisible, la parole plus embarrassée. M. Amédée avait de la peine à se traîner, ne pouvait plus monter seul les escaliers. La face était bouffie; les jambes œdématiées. Enfin M. Amédée mouille son lit presque toutes les nuits.

A partir de cette époque, l'affaiblissement marche rapidement; au mois de septembre il dut garder constamment le lit. La parole était alors totalement abolie, cependant M. Amédée ne cesse de rire et d'exprimer le contentement. La déglutition, devenue difficile, ne permet plus que les aliments liquides.

Janvier 1863. — Marasme, escarres au sacrum. Soubresauts des tendons; contractures des extrémités inférieures.

Février. — Même état. Le marasme fait des progrès.

Mars. — M. Amédée succombe le 13, entièrement émacié.

### AUTOPSIE.

*Crâne.* La dure-mère est fortement plissée. Lorsqu'on l'incise, il s'écoule une quantité considérable de sérosité transparente, un peu rougeâtre. La face interne de la dure-mère est tapissée à droite, au niveau de la convexité du lobe antérieur, par une couche assez épaisse de sang récent. A la base du crâne on trouve également, dans la fosse moyenne, des caillots de sang noirâtre, accolés à la dure-mère. A la base comme à la convexité, l'hémorrhagie est nettement limitée par une pellicule très-fine.

Les méninges sont opaques, légèrement injectées. L'arachnoïde adhère intimement à la pie-mère, et celle-ci en quelques points a contracté des adhérences avec la substance corticale.

Le cerveau présente une augmentation de consistance qui paraît provenir d'une sorte de condensation de son tissu. Les ventricules sont remplis de sérosité; la membrane qui les tapisse est épaissie, très-résistante, offre à sa surface de fines granulations. Poids de l'encéphale: 1,335 grammes. Hémisphère droit, 549 ; gauche, 570.

Le cervelet n'offre rien de particulier.

La moelle épinière est légèrement ramollie à la région dorsale.

*Thorax.* Les poumons sont volumineux, infiltrés, œdématiés. Dans le poumon droit il existe quelques tubercules miliaires.

Le cœur offre une infiltration graisseuse avancée de ses parois ; ses cavités renferment du sang liquide et noirâtre.

Les autres organes ne présentent rien de particulier, sauf le foie, dont le tissu est congestionné, friable.

### OBSERVATION 8.

**Démence remontant à 22 ans. — Marasme.**

La femme Meck entra à l'asile au mois d'octobre 1839, pour une manie qui datait de plusieurs mois. Cette manie prit bientôt la forme chronique avec tendance à la démence. Les certificats médicaux faits en 1840, 1841, etc., constatent un affaiblissement considérable des facultés intellectuelles, une grande irritabilité portant fréquemment la malade à des actes de violence, et l'impossibilité de l'occuper à quoi que ce soit.

En 1862, la démence était complète; il existait en outre un affaiblissement musculaire considérable. Petite, chétive, décrépite, la femme Meck était depuis longtemps à l'infirmerie, où elle gardait habituellement le lit.

Au mois d'octobre 1862, elle fut prise de diarrhée ; au bout de quelques semaines la malade était réduite au dernier degré de marasme. Maigre et décharnée, elle prenait à peine quelques aliments. Les membres inférieurs étaient infiltrés; des collections séreuses s'étaient faites dans tout le tissu cellulaire sous-cutané, notamment aux bras. Les muscles étaient flasques, atrophiés. La diarrhée, qu'aucun moyen ne put arrêter, hâta l'émaciation, et la femme Meck succomba le 19 mai 1863, à l'âge de 62 ans.

### AUTOPSIE.

*Crâne.* Il existe à gauche une large plaque d'ossification à la partie antérieure et inférieure de la dure-mère ; cette plaque correspond à deux noyaux d'ossification qui se trouvent incrustés dans la voûte du crâne.

En enlevant la dure-mère, on trouve l'hémisphère cérébral droit recouvert à la convexité par une couche assez épaisse de sang noirâtre, consistante, formée de caillots grumeleux, noirâtres. Cette couche, nettement limitée à la convexité de l'hémisphère, est accolée à la dure-mère, et est enveloppée d'une pellicule très-mince, d'apparence celluleuse.

Les méninges sont injectées; à droite surtout elles sont épaissies et infiltrées et dans quelques points il existe, entre l'arachnoïde et la pie-mère, une couche épaisse, tremblotante, d'un aspect gélatineux.

Le cerveau est légèrement injecté, et fortement ramolli; le ramollissement est diffluent au corps calleux, aux couches optiques et aux corps striés. L'encéphale pèse 1,100 grammes; l'hémisphère cérébal droit, 460; le gauche, 470.

Les ventricules sont dilatés, remplis de sérosité trouble.

Toutes les artères du crâne et du cerveau sont athéromateuses.

Le cervelet est injecté et ramolli.

La moelle épinière est ramollie, diffluente à la région dorsale.

*Thorax.* Les poumons sont engoués. Le lobe inférieur du poumon droit est atteint de splénisation.

Il n'existe rien d'anormal dans le cœur.

Les organes de l'abdomen ne présentent rien à noter.

## OBSERVATION 9.

**Paralysie générale remontant à 2 ans. — Agitation. — Coma. — Mort.**

Laurent, âgé de 35 ans, entré le 21 décembre 1863. Il est malade depuis deux ans, mais les détails manquent complétement.

A son entrée, L. présente déjà une constitution fortement détériorée; il est hâve, amaigri. La démarche est impossible, les facultés intellectuelles totalement abolies. Le malade est dans une agitation continuelle; il crie jour et nuit, déchire ses habits; on est obligé de lui laisser presque constamment la camisole. Il est habituellement constipé, ne mange presque pas.

La faiblesse alla croissant, et la mort survint le 18 janvier 1864; 24 heures auparavant, l'agitation avait fait subitement place à un profond coma.

AUTOPSIE.

*Crâne.* On trouve à la base du cerveau, dans les fosses moyennes et postérieures du crâne, des deux côtés, une couche de sang liquide et noirâtre qui tapisse la face interne de la dure-mère. Cette couche de sang est recouverte par une membrane très-fine, adhérente à la dure-mère.

Les vaisseaux de la pie-mère sont gorgés de sang; l'un de ces vaisseaux qui rampe à la partie inférieure du cervelet, s'est rompu, et est devenu le point de départ d'une hémorrhagie sous-arachnoïdienne dans laquelle est baigné le cervelet.

Les méninges sont légèrement épaissies; elles n'adhèrent pas à la substance corticale. Le cerveau est injecté; son parenchyme, quoique congelé (la température est à — 12°), paraît ramolli.

La membrane qui tapisse les ventricules est épaissie, résistante, chagrinée.

Poids de l'encéphale: 1,270 grammes. Hémisphère droit, 525; gauche, 560.

Le cervelet est injecté.

La moelle épinière paraît ramollie.

*Thorax.* Les poumons sont fortement engoués, il existe à leur surface des fausses membranes épaisses et résistantes, surtout à droite.

Le cœur a son volume normal; ses parois sont épaissies, et ses cavités rétrécies (hypertrophie concentrique).

*Abdomen.* Le foie est congestionné, son tissu paraît friable.

Les autres organes ne présentent rien de particulier.

## OBSERVATION 10.

**Démence consécutive à une manie aiguë. — Entérite chronique. — Dépérissement. — Légère exsudation pachyméningitique.**

Agé de 38 ans, fils d'une mère aliénée, Muth, dont l'intelligence passait toujours pour faible, a présenté les premiers signes d'aliénation en 1854. La folie affecta d'abord la forme d'une manie aiguë; bientôt elle passa à l'état chronique, et, dans ces dernières années, Muth était tombé dans un état de complète démence. En septembre 1863, il fut atteint d'une entérite, qui nécessita son séjour à l'infirmerie pendant plusieurs semaines, mais dont il fut entièrement guéri. Cette entérite reparut, plus intense, dans les premiers jours de janvier 1864; le malade maigrit, la digestion cessa de se faire, et Muth succomba dans un profond marasme le 19 février 1864.

AUTOPSIE.

*Crâne.* On ne trouve d'autre lésion des méninges et du cerveau qu'une légère exhalation de sang qui s'est faite à la face interne de la dure-mère, au niveau de la partie médiane de la convexité de l'hémisphère droit. Il est aisé de voir que cette exhalation sanguine toute récente, limitée sur un petit espace, tient à une pachyméningite au début.

Il est à noter encore que l'épendyme ventriculaire est légèrement épaissie et finement granulée, à sa surface.

L'encéphale pèse 1,507 grammes. Hémisphère droit, 660; gauche, 665.

*Thorax.* Les poumons sont volumineux et engoués à leur base.

Le cœur est hypertrophié : il présente un commencement de dégénérescence graisseuse; ses cavités droites et gauches sont remplies de sang liquide et noirâtre.

*Abdomen.* Le foie est atteint de dégénérescence graisseuse.

La rate est volumineuse et ramollie.

Les intestins sont injectés à leur surface externe; la muqueuse du gros intestin, à partir du cœcum, est parsemée d'ulcérations nombreuses et profondes. Vers la partie moyenne du gros intestin, une de ces ulcérations a donné naissance à une perforation, et à ce niveau on trouve plusieurs anses intestinales sondées entre elles par des fausses membranes récentes (péritonite).

OBSERVATION 11.

**Paralysie générale à marche lente. — Accès d'agitation maniaque fréquente. — Convulsions épileptiformes. — Mort dans le marasme. — Pachyméningite au début.**

M. Y., 35 ans, avocat. Le début de l'affection mentale remonte au mois d'août 1861, les causes n'en sont pas connues. Peut-être le malade a-t-il abusé des plaisirs vénériens? comme étudiant il aurait eu une affection syphilitique constitutionnelle(?) (chancre induré, accidents secondaires). On n'en a observé aucune trace pendant son séjour à l'asile.

La maladie avait revêtu dès le début les caractères d'une paralysie générale; outre l'affaiblissement progressif de l'intelligence et des fonctions locomotrices, on observait le délire ambitieux, l'embarras de la parole, etc., de fréquents accès d'agitation maniaque presque furieuse, et, à plusieurs reprises, des convulsions épileptiformes. Dans les derniers mois, le malade gardait constamment le lit: la déglutition était devenue presque impossible. La mort survint dans le marasme, le 19 février 1864.

AUTOPSIE.

*Crâne.* Les os du crâne sont décolorés. A l'incision de la dure-mère, il s'écoule une quantité considérable de sérosité. On remarque, sur la face interne de la dure-mère, du côté droit, vers le milieu de la convexité de l'hémisphère, une couche sanguine très-mince, récemment exhalée, et adhérente à la dure-mère. Cette couche de sang ne s'étend que dans l'étendue d'une pièce de 5 francs environ, et il est aisé de voir qu'elle est emprisonnée dans une couche pseudo-membraneuse presque amorphe.

Les méninges sont opaques dans toute leur étendue ; elles adhèrent fortement à la substance corticale, notamment en avant et le long de la scissure longitudinale; ces adhérences existent également à la face interne des deux hémisphères.

Le cerveau est ramolli et injecté ; les ventricules sont énormément dilatés par de la sérosité; la membrane qui les tapisse est épaisse et légèrement chagrinée. Encéphale, 1,356 grammes. Hémisphère droit, 515; gauche, 514.

Le cervelet et la moelle allongée ne présentent rien de particulier.

Les autres organes n'ont pu être examinés.

OBSERVATION 12.

Démence suite de manie. — Pneumonie. — Commencement de pachyméningite.

Beck, Jean, 74 ans. Ce malade est entré à l'établissement le 23 décembre 1841. Il présentait alors, dit le certificat médical d'entrée, les signes d'une manie chronique, tendant à la démence. Ces renseignements sont les seuls que j'ai pu obtenir. Quand je l'ai connu, c'était un vieillard chétif, amaigri, se tenant constamment la tête baissée et indifférent à tout ce qui l'entourait. L'intelligence était considérablement affaiblie; il présentait de l'incohérence, une certaine irritabilité ; probablement qu'il avait des hallucinations. D'ailleurs aucun signe de paralysie générale.

Il fut pris de pneumonie (grippe) dans les premiers jours du mois de mars

1864. Il tomba rapidement dans un grand état de prostration, et succomba après 6 jours de maladie, le 10 mars.

AUTOPSIE.

*Crâne.* A l'incision de la dure-mère, il s'écoule une grande quantité de sérosité. La face interne de cette membrane est tapissée par une couche fibrineuse peu épaisse, adhérente à la dure-mère, et offrant les caractères d'une pachyméningite au début. A la partie moyenne de la dure-mère, du côté droit, vis-à-vis la convexité de l'hémisphère, on trouve une couche de sang récemment exhalé, et recouverte d'une pellicule pseudo-membraneuse très-fine.

Les méninges sont opaques dans toute leur étendue, épaissies et infiltrées. Il n'existe pas d'adhérences avec la substance corticale.

Le cerveau est injecté, et présente un commencement de ramollissement, qui est plus prononcé au corps calleux, aux couches optiques et aux corps striés. Encéphale, 1,442 grammes; hémisphère droit, 620; gauche, 619.

Le cervelet présente également une diminution de consistance.

La moelle épinière est tout à fait ramollie.

*Thorax.* Il existe un engouement de tout le poumon droit. Le poumon gauche présente une hépatisation grise; il ne surnage plus quand on en projette des fragments dans l'eau.

La muqueuse de la trachée-artère et des bronches est injectée.

Le cœur offre quelques taches opalines à sa surface; du reste il n'est pas hypertrophié.

*Abdomen.* Le foie est décoloré.

Les autres organes n'offrent pas de lésion appréciable.

## 2e Série.

### Néomembranes organisées.

OBSERVATION 13.

Paralysie générale. — Marasme. — Fausse membrane des deux côtés.

C., 43 ans. Constitution athlétique. Pas d'antécédents héréditaires ni de maladies antérieures. — D'une intelligence ordinaire, C. remplissait d'une manière satisfaisante ses fonctions de cantonnier; il menait, nous a-t-on dit, une vie très-rangée. Au mois d'avril 1861, une légère réprimande de ses chefs l'affecta vivement. Dès lors il devint triste, préoccupé, négligent; sa femme s'aperçut que sa mémoire faiblissait. Bientôt apparurent des idées de grandeur : C. se crut chargé de l'entretien de toutes les routes de France; il parlait d'abattre à coups de pistolet les arbres qui le gênaient. Son excitation ne fit que s'accroître, et ses extravagances le rendant dangereux, il fallut le mener à l'asile le 24 septembre 1861.

A son entrée il existait une agitation maniaque, caractérisée par de l'incohérence, une loquacité intarissable et un besoin de mouvement incessant. Face colorée, yeux brillants. Les muscles de la face sont affectés de tremblement fibrillaire; la langue tremble; la parole est fortement embarrassée, beaucoup de mots sont inintelligibles. Constipation. — Insomnies depuis plusieurs jours.

Le calme revint au bout de quelques jours, et la paralysie suivit alors sa marche lente et progressive. C. restait levé, on l'occupait à quelques menus travaux dans le service; sa figure exprimait le contentement; il répondait invariablement qu'il se portait très-bien, qu'il était très-heureux. Quelquefois il y eut un peu d'agitation maniaque; elle ne durait que quelques jours.

Au mois de novembre 1862, C. était devenu complétement gâteux; ses jambes s'œdématièrent; la parole devint tout à fait inintelligible. Il dut garder le lit; des escarres parurent au sacrum; le malade s'affaiblissait progressivement, sans que rien dût cependant faire prévoir une fin prochaine, quand tout à coup, le 15 décembre, les traits s'altèrent profondément, le malade tombe dans le coma. Il y eut quelques soubresauts des tendons, et la mort arriva le 17 décembre 1862.

AUTOPSIE.

*Crâne.* Les os du crâne sont épaissis.

A l'incision de la dure-mère, il s'écoule une quantité considérable de sérosité. La surface convexe des hémisphères est recouverte, dans toute son étendue, par une fausse membrane bleuâtre, extrêmement épaisse et résistante, à la surface de laquelle on rencontre un grand nombre de vaisseaux variqueux de nouvelle formation. Cette membrane a son maximum d'épaisseur, 2 millimètres, au milieu des lobes antérieurs du cerveau; elle adhère mollement à la dure-mère, et présente quelques adhérences avec l'arachnoïde au niveau des granulations de Pacchioni qui sont hypertrophiées. Tout en avant elle s'amincit successivement, pour se perdre complétement sur la dure-mère au niveau des fosses antérieures de la base du crâne. Il en est de même en arrière, où elle disparaît à la région des sinus latéraux.

Elle est constituée par une trame celluleuse bien organisée, et qui présente une vascularisation extrêmement riche; des capillaires offrant une largeur de 0.01 à 0.02 de millimètre, variqueux, s'anastomosant dans tous les sens; quelques-uns sont rompus, et au niveau de ces ruptures existent de petites taches rougeâtres, qui ne sont autre chose que de petits foyers apoplectiques. Tous ces capillaires ont une structure rudimentaire qui indique leur origine récente; on trouve très-peu de granulations graisseuses sur leurs parois.

Aux points où la membrane disparaît, on ne trouve qu'un exsudat presque amorphe.

Les méninges sont épaissies, infiltrées; elles adhèrent intimement à la substance corticale.

Le cerveau est injecté et ramolli; les lobes antérieurs sont entièrement déformés et atrophiés.

Il existe une grande quantité de sérosité dans les ventricules latéraux. L'épendyme ventricule est transformée en une membrane épaisse, résistante, offrant à sa surface des granulations très-développées.

L'encéphale pèse 1,372 grammes. Les hémisphères cérébraux sont égaux, et pèsent chacun 490 grammes.

Le cervelet est injecté et ramolli.

La moelle épinière est ramollie à la région dorsale.

*Thorax.* Les poumons sont engoués.

Le cœur est flasque; ses parois sont infiltrées de graisse.

*Abdomen.* Le foie est décoloré, en voie de transformation graisseuse.

### OBSERVATION 14.

**Paralysie générale. — Convulsions épileptiformes. — Mort dans le marasme. — Néomembrane des deux côtés.**

S., ancien professeur, 51 ans. Placé d'abord à Bicêtre pendant quelques mois, ce malade est amené à l'asile le 14 juin 1859. — Nous n'avons aucun renseignement sur ses antécédents.

Au moment de son entrée il présentait les symptômes d'une paralysie générale déjà avancée. Parole inintelligible, démarche presque impossible. Dilatation inégale des pupilles; la pupille gauche est plus dilatée.

S. traîna son existence purement végétative jusqu'au mois de février 1862. Alors il fut pris d'attaques épileptiformes, qui se répétèrent trois jours de suite avec une grande intensité. (Sangsues derrière les oreilles, lavements purgatifs, dérivatifs de toutes sortes.) Ces attaques s'accompagnèrent de contractures des extrémités, plus prononcées à gauche; elles furent suivies d'une agitation maniaque qui dura plusieurs jours et nécessita l'emploi de la camisole. A partir de ce moment, S. ne quitta plus le lit; il tomba dans un profond marasme. Au mois de juillet, nouvelles attaques convulsives; progrès rapides du marasme; le dos se couvre d'escarres gangréneuses; S. était arrivé au dernier degré d'émaciation, quand le 19 janvier 1863 des convulsions semblables aux précédentes entraînèrent la mort.

### AUTOPSIE.

*Crâne.* Les os du crâne sont injectés, amincis. A la face interne du crâne, au tiers antérieur et à droite de la suture sagittale, on trouve une dépression considérable; la table interne et le diploé ont disparu; il ne reste qu'une couche amincie de la table externe. Cette dépression correspond à une saillie de l'encéphale.

La dure-mère est injectée, fortement adhérente aux os du crâne. Quand on l'incise, il s'écoule une quantité considérable de sérosité. La face interne est recouverte, dans toute l'étendue de la convexité des hémisphères, par une fausse membrane rougeâtre, peu épaisse, se laissant facilement déchirer. Cette membrane présente une structure encore rudimentaire; on ne trouve que quelques faisceaux de fibres connectives, mais beaucoup de granulations et de cellules plasmatiques nageant dans un stroma presque amorphe, parsemé de nombreux capillaires en voie de formation.

Les méninges sont fortement épaissies, opaques; dans toute leur étendue elles ont une coloration jaunâtre. Elles offrent peu d'adhérences avec la substance corticale.

Les circonvolutions cérébrales sont aplaties; la substance grise est ramollie. Du reste le cerveau tout entier est ramolli, et sa substance est œdématiée. Les ventricules sont gorgés de sérosité trouble; leur surface est chagrinée.

Le poids de l'encéphale est de 1,053 grammes. Les hémisphères cérébraux pèsent, le droit 417 grammes, le gauche 435.

Le cervelet est légèrement ramolli.

La moelle épinière est ramollie dans toute son étendue.

*Thorax.* Les poumons sont légèrement engoués.

Rien à noter dans le cœur.

*Abdomen.* Le foie est atrophié, friable, décoloré; atteint de dégénérescence graisseuse.

### OBSERVATION 15.

**Paralysie générale. — Entérite. — Mort subite. — Néomembrane à gauche.**

Seibert, 42 ans, tisserand, entré le 18 août 1862. L'affection mentale a débuté il y a quatre mois, sans cause connue, par un accès d'agitation maniaque. S. s'est cru empereur, millionnaire; il parcourait les rues de son village dans un désordre extrême, proférant des menaces; il parlait de tuer sa femme, avec laquelle il avait toujours fait bon ménage. Un traitement consistant en saignées, purgatifs, séton à la nuque, etc., ne produisit aucune amélioration.

S., à son entrée, est extrêmement affaibli. Le teint est terreux, la face bouffie, les jambes infiltrées. Le malade peut à peine se tenir debout; il marche en chancelant à chaque pas. Il est très-loquace, rit, chante; la parole est presque inintelligible. Il est impossible de fixer son attention, ni d'obtenir de lui une réponse quelconque; mais il est aisé de voir, au contentement peint sur sa figure, qu'il s'estime très-heureux, et que les idées de richesses, de bonheur, de puissance, dominent dans son délire. Les quelques mots que l'on peut saisir se rapportent au ciel, aux millions, etc. Les pupilles sont très-dilatées, mais sans inégalité. Depuis quelque temps il existe une incontinence d'urines et de matières fécales.

Cet état ne se modifia pas sensiblement pendant le séjour de S. à l'asile. Il avait repris quelques forces sous l'influence d'une alimentation tonique, mais il gardait habituellement le lit. Généralement tranquille, il parlait toute la journée, poussait des éclats de rire, et quand on lui laissait les mains libres, cherchait à se déshabiller et à déchirer ses habits.

Au mois de mars 1863 il fut pris d'une diarrhée qui résista à tous les moyens employés, et produisit bientôt un amaigrissement considérable. Au commencement d'avril cette diarrhée diminua un peu, l'appétit revint, et S. pouvait être considéré comme remis de cette affection, quand, le 24 avril, S., qui avait passé la journée au lit, riant, chantant, expira subitement le soir, au moment où il venait d'achever un copieux souper, et sous les yeux de l'infirmier qui le lui avait servi.

### AUTOPSIE.

*Crâne.* Les os du crâne sont injectés. Il ne s'écoule pas de sérosité à l'incision de la dure-mère. La face interne de cette membrane est recouverte, du côté gauche, dans toute son étendue, par une fausse membrane assez mince, rougeâtre, résistante, qui adhère mollement à la dure-mère. Cette membrane s'amincit notablement en avant, et, dans la fosse antérieure de la base du crâne, on ne trouve plus sur la dure-mère qu'un piqueté très-fin. Un grand nombre de petites taches rougeâtres, semblables à des ecchymoses, sont disséminées sur la fausse membrane. Il est aisé de voir que le pseudo-plasme est constitué par les éléments du tissu conjonctif, avec beaucoup de capillaires sanguins, et les petites taches rougeâtres ne sont que de petits extravasats de sang provenant de la rupture de ces capillaires.

Du côté droit, la dure-mère présente à la base du crâne, et surtout en avant, une injection très-fine; on peut en détacher à ce niveau par le grattage une couche d'exsudat très-fine, amorphe : ce paraît être le premier degré de la lésion qui existe à gauche.

Les méninges sont opaques, légèrement épaissies; elles adhèrent intimement à la substance corticale du cerveau, surtout en avant.

La substance grise est ramollie. La substance blanche est diminuée de consistance. Dans les ventricules on trouve une quantité anormale de sérosité.

L'encéphale pèse 1,413 grammes. Les deux hémisphères cérébraux sont égaux, et pèsent chacun 600 grammes.

Le cervelet offre le même degré de ramollissement que le cerveau.

La moelle épinière est ramollie dans toute son étendue, diffluente à la région dorsale.

*Thorax.* La trachée-artère et les bronches ne présentent rien de particulier. Les poumons sont légèrement engoués à la base et en arrière.

A la surface du cœur on trouve quelques taches laiteuses. De petits noyaux d'ossification existent à la base des valvules sigmoïdes de l'aorte.

*Abdomen.* Le foie est un peu décoloré; il paraît exister un commencement de dégénérescence graisseuse.

L'estomac, rempli d'aliments non digérés, présente, au grand cul-de-sac, une plaque rouge inflammatoire assez considérable.

Dans le gros intestin, on trouve également çà et là de ces plaques d'injection, dont quelques-unes sont noirâtres. Il n'existe pas d'ulcérations.

## OBSERVATION 16.

**Antécédents inconnus. — Paralysie générale. — Marasme. — Pachyméningite existant à la fois au sommet et à la base.**

K., 42 ans, était soldat dans les cuirassiers de la garde, quand il présenta les premiers signes de folie, probablement à la suite d'excès alcooliques. Placé d'abord à Charenton, il y resta près de dix-huit mois, et ne fut transféré dans notre asile qu'au mois de novembre 1860. Nous n'avons aucun renseignement sur les antécédents du malade, ni sur le début de son affection.

A son entrée, K., dont la constitution avait dû être très-robuste, présentait déjà un affaiblissement musculaire considérable : en marchant il chancelait à chaque pas, et écartait considérablement les jambes. L'intelligence était très-affaiblie; il existait un délire tranquille, mais roulant exclusivement sur des idées puériles de grandeur. Je suis cuirassier, disait-il, voyez comme je suis fort, comme je suis bel homme! J'ai de beaux bras et de belles jambes. Je me porte très-bien, etc. On l'occupait à quelques petits travaux dans le service, et il en paraissait très-fier. La parole était lente, traînante; quand il s'animait un peu, il oubliait la moitié des mots et devenait inintelligible. La pupille droite était plus dilatée que la gauche : cette inégalité persista jusqu'à la mort. Enfin il y avait habituellement de l'incontinence pendant la nuit.

Cet état se maintint sans changement jusqu'au mois de mai 1863. Alors, sans cause évidente, K. commença à maigrir; ses traits s'altérèrent profondément. Il devint complétement égaré, cherchant à se déshabiller, ne pouvant plus manger seul, souillant ses habits. En même temps il y avait un peu d'excitation maniaque : K. murmurait sans cesse des paroles qu'on ne pouvait comprendre, riait aux éclats; il ne pouvait se tenir sur les jambes.

Il fallut le laisser au lit, et le marasme fit dès lors des progrès rapides; la déglutition devint de plus en plus difficile; quelques escarres parurent au siége; mais K. conservait toujours une figure souriante. Le 20 juillet il tomba dans un coma profond; il y eut quelques soubresauts des tendons; la mort arriva le 23 juillet.

AUTOPSIE.

*Crâne.* A l'incision de la dure-mère, il s'écoule une grande quantité de sérosité limpide. Lorsqu'on a enlevé cette membrane, on voit les deux hémisphères recouverts dans toute leur étendue par une fausse membrane mince, résistante, adhérant mollement à la dure-mère. Quelques vaisseaux remplis de sang noirâtre sillonnent l'épaisseur de cette membrane; dans différents points elle présente des taches rougeâtres irrégulières, formées par de petits épanchements de sang. La membrane semble se perdre insensiblement à la partie antérieure des hémisphères; mais dans les fosses latérales moyennes de la base du crâne, on trouve une exhalation sanguine sous forme de caillots noirâtres, ayant la consistance d'une gelée de groseille, adhérant à la dure-mère, et nettement circonscrits par une pellicule très-mince. Par le grattage on peut à ce niveau détacher de la dure-mère une couche très-ténue, rougeâtre, paraissant provenir d'un exsudat récent. L'examen microscopique montre que la membrane qui recouvre la convexité des hémisphères, et celle qui enveloppe les caillots sanguins, sont formées des mêmes éléments, mais que la membrane de la convexité a une organisation beaucoup plus parfaite. Toutes deux sont constituées par du tissu cellulaire et un grand nombre de vaisseaux; mais la membrane d'enveloppe des caillots est presque amorphe, et ne renferme que très-peu de fibres.

Les méninges sont épaissies, opaques, et parsemées, surtout à droite, de nombreuses granulations blanchâtres. Elles offrent une résistance considérable, mais n'adhèrent pas à la substance corticale, qui est ramollie.

La substance blanche est injectée et augmentée de consistance.

L'encéphale pèse 1,090 grammes; l'hémisphère cérébral droit 440, le gauche 455.

Le cervelet est injecté, assez consistant.

La moelle épinière n'est pas ramollie. Au niveau de la queue de cheval, on trouve disséminés dans l'épaisseur de l'arachnoïde, une trentaine de petits noyaux blanchâtres, du volume d'une tête d'épingle; quelques-uns ont une consistance cartilagineuse, d'autres sont de véritables petites ossifications.

*Thorax.* Les poumons ne présentent d'autre lésion que quelques noyaux tuberculeux ramollis dans le poumon droit.

Le cœur est flasque, ses parois renferment beaucoup de graisse.

*Abdomen.* Le foie est décoloré. Rien de particulier dans les autres organes.

### OBSERVATION 17.

Démence sénile. — Bronchite. — Néomembrane double.

Schmitt, veuve Mirey, 79 ans. Cette femme, sur les antécédents de laquelle nous n'avons pas de renseignements précis, est morte à l'âge de 79 ans. Il paraît que, 4 ou 5 ans avant son admission à Stéphansfeld, elle a été prise des premiers symptômes de son affection mentale (démence sénile). Il existait chez elle un affaiblissement intellectuel marqué, une perte complète de la mémoire, une agitation maniaque subaiguë, de l'incohérence et quelques hallucinations. Cet état a persisté, avec les mêmes caractères, sauf quelques périodes d'exacerbation, pendant les 8 mois de son séjour ici. Dans les derniers temps, la veuve Mirey a souffert d'une bronchite chronique qui a amené la mort, le 5 janvier 1864.

#### AUTOPSIE.

*Crâne.* La dure-mère présente des adhérences très-fortes avec la face interne des os du crâne, surtout au niveau des sutures. Lorsqu'on a enlevé cette membrane, on trouve à sa face interne une néomembrane extrêmement remarquable, qui est surtout développée à droite. Cette néomembrane, épaisse de 1 à 2 millimètres, est rougeâtre, parsemée de nombreux vaisseaux. On y remarque de place à autre des taches bleuâtres déterminées par de petits épanchements sanguins apoplectiques. Elle adhère mollement à la dure-mère. A gauche on trouve cette même membrane à l'état rudimentaire. Les méninges sont opaques, épaissies dans presque toute leur étendue, injectées. Elles ne présentent aucune adhérence avec la substance corticale.

Le cerveau est injecté : il est ramolli dans toute son étendue. Il existe un peu de sérosité dans les ventricules dont la surface est chagrinée.

Encéphale, 1,195 grammes; hémisphère droit, 515; gauche, 517.

La moelle épinière est ramollie.

*Thorax.* Les poumons sont volumineux. Ils sont engoués à leur partie postérieure et remplis de matière charbonneuse. Les bronches sont remplies d'une matière épaisse.

Le cœur est légèrement hypertrophié, et infiltré de graisse.

*Abdomen.* Le foie et la rate sont atrophiés. Rien dans les autres organes.

### OBSERVATION 18.

**Excès alcooliques et vénériens (syphilis?), paralysie générale. — Néomembrane peu épaisse.**

R., 44 ans. Le père et une tante paternelle ont été aliénés. Le malade, qui était boucher, a mené une vie fort irrégulière (excès alcooliques) jusqu'à son mariage : depuis 15 ans il paraît qu'il vit plus sobrement. Il a eu 4 enfants atteints de syphilis congéniale, et morts à 4, 5 et 7 mois.

Le premier accès d'aliénation a éclaté presque subitement en automne 1861 sous forme de congestion cérébrale : de suite il y a eu paralysie de la langue et bégaiement. La paralysie n'a cessé de faire des progrès depuis cette époque : il y a eu de fréquents accès d'agitation maniaque.

A son entrée, R. était arrivé à la dernière période de la paralysie générale; il dut garder constamment le lit. Il n'existait chez lui aucune lésion qu'on pût soupçonner d'origine syphilitique. Il mourut dans le marasme le 29 janvier 1864. Quelques jours auparavant il était tombé dans un état semi-comateux.

#### AUTOPSIE.

*Crâne.* Les os du crâne sont fortement injectés. A l'incision de la dure-mère, il s'écoule une légère quantité de sérosité. La face interne de cette membrane est tapissée dans toute son étendue par une néomembrane épaisse, rougeâtre. Du côté gauche, cette néomembrane offre de place à autre des taches noirâtres, apoplectiformes. A droite elle est rudimentaire, semblable à une toile d'araignée.

Les méninges sont fortement injectées, opaques, épaissies; elles ont contracté des adhérences intimes avec la plus grande partie de la substance corticale.

Les ventricules sont dilatés, remplis de sérosité : la membrane qui la tapisse est chagrinée.

Le cerveau est ramolli dans presque toutes les parties.

Poids de l'encéphale, 1,190 grammes; hémisphère droit, 524; gauche, 498.

Le cervelet est également ramolli.

La moelle épinière est presque diffluente.

*Thorax.* Les poumons sont engoués; le tissu pulmonaire est raréfié. Il existe une bronchite chronique : en incisant le tissu pulmonaire, il suinte des ramifications bronchiques un liquide épais et purulent.

Le péricarde renferme une once environ de sérosité.

Le cœur présente quelques taches blanchâtres à sa surface : il est atteint d'un commencement de dégénérescence graisseuse.

*Abdomen.* Le foie est congestionné.

Les autres organes ne présentent rien de particulier.

### OBSERVATION 19.

Excès de toutes sortes. — Paralysie générale. — Pachyméningite à droite.

Z. est amené à l'asile le 25 avril 1861. C'est un homme âgé de 40 ans, d'une constitution primitivement très-forte, mais déjà détériorée, d'un tempérament sanguin. Z. a mené une existence des plus aventureuses. Il n'a pas connu son père; sa mère vivait dans le désordre. Lui-même, très-intelligent, a reçu, grâce à quelques protecteurs, une instruction convenable, et même a pu commencer ses études de médecine. Malheureusement il était enclin à la paresse, à la débauche : tour à tour soldat, étudiant, herboriste, industriel, etc., il échoua partout, et finit par tomber dans une profonde misère et dans la dernière abjection. Il but pour se consoler; bientôt il eut des hallucinations et se crut en butte à des persécutions. Les hallucinations étaient surtout intenses la nuit : Z. ne dormait pas; il bouleversait tout dans sa chambre, brisait les meubles, poussait des cris, proférait des menaces. La séquestration devint urgente.

A son entrée, Z. présentait les signes d'une excitation maniaque bien caractérisée; il criait, gesticulait; ses propos étaient incohérents, mais se rapportaient principalement aux persécutions dont il était victime et étaient empreints d'idées de grandeur et de richesses. — La face était colorée, les yeux brillants; quand il s'animait, la langue s'embarrassait un peu, la démarche était celle d'un homme ivre.

Sous l'influence de bains, de laxatifs et du régime, le calme revint au bout de quelques jours. L'intelligence resta notablement affaiblie. Z. passait son temps à écrire des lettres aux hauts personnages qu'il prétendait connaître. Il se vantait de posséder leur amitié; il énumérait les services qu'il leur avait rendus et les récompenses qu'il en avait reçues. Il avait fait de grandes découvertes en médecine; mais on lui avait volé ses papiers, ses livres, on le traitait comme un misérable, etc.

Dans ces lettres, conservées pour la plupart, l'écriture n'est pas notablement tremblée, mais beaucoup de mots sont oubliés; il y a des répétitions fréquentes; à chaque ligne ce sont des ratures, etc.

Tel fut, sans modification sensible, l'état de Z. pendant les années 1861 et 1862.

Au commencement de 1863, la parole devint un peu plus embarrassée, les idées plus incohérentes, Z. maigrit légèrement et son irritabilité augmenta.

En juin 1863 il perdit complétement la conscience de ses actes; il se déshabillait, déchirait ses habits, se couvrait d'ordures. Il criait du matin au soir, mais ses cris n'exprimaient pas la douleur, c'étaient au contraire les conceptions ambitieuses les plus extravagantes. Il fallut le mettre au quartier des gâteux, et à partir de ce moment la déchéance physique et intellectuelle fit de rapides progrès. Les cris de Z. devinrent bientôt inintelligibles, la démarche s'embarrassa de plus en plus. Les pupilles étaient très-contractées; il n'y avait aucune trace d'hémiplégie, seulement Z. penchait plus du côté gauche.

Au mois de mars 1864, Z. était arrivé au dernier degré de marasme paralytique, quand éclata une pneumonie qui l'emporta en quelques jours.

### AUTOPSIE.

*Crâne.* La dure-mère est plissée; quand on l'incise, il s'en écoule une grande quantité de sérosité. La face interne de la dure-mère est tapissée, dans toute l'étendue de l'hémisphère droit, par une fausse membrane épaisse, bien organisée, qui lui est très-adhérente. Cette fausse membrane est rougeâtre, très-vasculaire; elle n'existe qu'à la convexité de l'hémisphère.

L'arachnoïde et la pie-mère sont opaques dans toute leur étendue, épaissies, infiltrées; elles ont contracté des adhérences intimes avec quelques parties de la substance corticale, notamment le long du bord supérieur des hémisphères et à la région des lobes antérieurs.

Le cerveau est injecté; il présente un commencement de ramollissement. Les ventricules latéraux sont énormément dilatés, contiennent une grande quantité de sérosité; leur surface est couverte de fines granulations.

L'encéphale pèse 1,427 grammes. Les hémisphères cérébraux pèsent, le droit 572 grammes, le gauche 595.

Le cervelet ne présente rien de particulier.

La moelle épinière est injectée et ramollie dans toute son étendue.

Les artères du cerveau et de la base du crâne sont athéromateuses.

*Thorax.* Le poumon gauche présente une hépatisation rouge de toute sa base. A droite il existe un engouement de presque tout le poumon.

Le cœur est hypertrophié : il pèse 375 grammes.

*Abdomen.* Le foie est décoloré, atteint de dégénérescence graisseuse.

Les autres organes ne présentent rien de particulier.

### OBSERVATION 20.

**Excès alcooliques probables. — Paralysie générale. — Mort dans le marasme. — Néomembrane à droite.**

L., 36 ans, ancien militaire, entre le 3 juillet 1863. La maladie remonte à deux ans; les excès alcooliques sont probables. Au début, en décembre 1861, céphalalgie frontale vive, fourmillements dans les extrémités, faiblesse considérable dans les membres inférieurs. Peu à peu, affaiblissement de la mémoire et du jugement, et difficulté dans la parole. De temps en temps, contractures avec soubresauts des tendons, et, à intervalles variables, accès d'agitation maniaque.

A l'entrée du malade la perte de l'intelligence était complète; L. ne comprenait plus aucune question. L'articulation des sons était devenue impossible; L. ne pouvait plus marcher; les déjections étaient involontaires. Le malade dut garder le lit d'une façon permanente; il maigrit, quelques escarres parurent au sacrum; souvent il poussait des cris, mordait ses draps; il avait ce grincement de dents particulier aux paralytiques. Mais jamais on n'observa aucun accident convulsif, et L. succomba dans le marasme, le 25 avril 1864.

### AUTOPSIE.

*Crâne*. A l'incision de la dure-mère, il s'écoule une grande quantité de sérosité limpide. Les méninges sont épaissies; elles présentent dans toute leur étendue une coloration blanchâtre, et elles ont contracté des adhérences intimes avec la substance corticale dans presque toute l'étendue des hémisphères. — Il est à noter que, du côté droit, la face interne de la dure-mère est tapissée par une fausse membrane rougeâtre, très-ténue, qui adhère fortement à la membrane fibreuse.

Les ventricules sont énormément dilatés et renferment une grande quantité de sérosité. Le parenchyme du cerveau et celui du cervelet sont ramollis. Poids de l'encéphale, 1,312 grammes. Hémisphère droit, 565; gauche, 520.

La moelle épinière est également ramollie.

*Thorax*. Les poumons sont œdématiés. Au sommet du poumon droit il existe quelques noyaux tuberculeux ramollis, et une caverne du volume d'une noix remplie de pus. A gauche on trouve, disséminés dans le parenchyme pulmonaire, quelques tubercules crétacés.

Il existe de la sérosité dans le péricarde.

Le cœur renferme un caillot fibrineux, rougeâtre, qui remplit presque entièrement le ventricule droit.

Rien de particulier dans les autres organes.

### OBSERVATION 21.

**Manie chronique. — Cachexie scrofuleuse. — Mort dans le marasme. — Néomembrane à gauche.**

La femme G., née en 1807, sourde de naissance, est devenue maniaque à la suite d'une affection nerveuse indéterminée. Pendant son séjour à l'asile, elle a présenté constamment les caractères d'une manie chronique, compliquée de fréquents accès de délire lypémaniaque. Cette malheureuse femme présentait les lésions d'une cachexie scrofuleuse profonde; presque toutes les articulations des membres étaient affectées de tumeurs blanches avec caries osseuses, décollements, abcès fistuleux; le sternum, plusieurs côtes étaient cariés; tout le corps n'était qu'une vaste plaie en suppuration, et depuis plusieurs années déjà la malade ne quittait plus le lit. Ses souffrances exaspéraient son délire; elle se mettait en colère dès qu'on s'approchait de son lit; le moindre contact lui était douloureux. Elle succomba dans un marasme complet, sans avoir jamais présenté d'accidents cérébraux, le 11 mai 1864.

### AUTOPSIE.

Laissant de côté les altérations dont les différentes parties du squelette étaient le siége, je me bornerai à citer les particularités qui sont plus spécialement de mon sujet.

*Crâne.* Les os du crâne ne sont pas altérés.

La dure-mère présente à sa face interne une néomembrane assez mince, rougeâtre, qui la recouvre dans toute l'étendue du côté gauche.

Les méninges sont injectées et offrent de place à autre quelques opacités.

Le cerveau présente seulement une diminution de consistance dans toutes ses parties. Encéphale, 950 grammes. Hémisphère droit, 397; gauche, 394.

La moelle épinière est notablement ramollie.

*Thorax.* Il existe des tubercules en voie de ramollissement au sommet des deux poumons.

Le cœur est atrophié; le péricarde présente des adhérences intimes avec cet organe. Ces adhérences ont lieu au moyen de fausses membranes rougeâtres, peu résistantes.

Rien dans les autres organes.

## OBSERVATION 22.

**Excès alcooliques. — Manie intermittente. — Hypertrophie du cœur. — Mort subite. — Néomembrane à gauche.**

Baum.., 58 ans. Ce malade avait éprouvé les premiers symptômes d'aliénation mentale à l'âge de 29 ans, à la suite d'excès alcooliques. Depuis cette époque il avait fait plusieurs séjours à l'asile; sorti guéri chaque fois, il ne tardait pas à reprendre ses habitudes d'intempérance, et bientôt se déclarait un nouvel accès de manie. La dernière fois B. fut ramené à l'asile dans le courant de 1860. A partir de cette époque on observa chez lui des accès de manie aiguë, survenant à intervalles irréguliers, mais se prolongeant chaque fois pendant plusieurs semaines. Dans les périodes de calme, le malade était tranquille, apathique; l'intelligence paraissait affaiblie. Ces accès d'agitation maniaque ne se sont jamais accompagnés d'aucuns accidents cérébraux.

B. était atteint d'une hypertrophie considérable du cœur, et consécutivement, d'un emphysème pulmonaire et d'une bronchite habituelle. Dans le mois d'octobre 1863, une congestion pulmonaire très-intense (dyspnée, hémoptysie) mit sa vie en danger. Cette congestion pulmonaire se reproduisit plusieurs fois dans la suite, mais chaque fois les antiphlogistiques en triomphèrent. Dans la nuit du 10 au 11 mai, B. se réveilla en se plaignant de malaise et de difficulté à respirer; mais avant que l'infirmier pût venir à son lit, le malade était retombé en arrière: la mort avait été instantanée.

AUTOPSIE.

*Crâne.* Il existe à la face interne de la dure-mère, du côté gauche, une membrane de nouvelle formation, très-vasculaire. Cette membrane adhère intimement à la dure-mère. On trouve la même production morbide, à l'état rudimentaire, sur la dure-mère qui tapisse les fosses antérieure et moyenne gauches de la base du crâne.

Le cerveau est injecté à sa surface.

Les méninges sont épaissies et opaques dans toute leur étendue, mais ne présentent aucune adhérence avec la substance corticale.

Le cerveau et le cervelet sont injectés et ramollis. Encéphale, 1,450 grammes. Hémisphère droit, 620; gauche, 629.

La moelle épinière offre un commencement de ramollissement.

*Thorax.* Les poumons sont volumineux, emphysémateux; leur parenchyme est décoloré.

Le cœur est considérablement hypertrophié: il pèse 570 grammes. L'hypertrophie porte principalement sur le cœur gauche. Il n'existe pas de sang dans ses cavités.

Les autres organes ne présentent rien de particulier.

## OBSERVATION 23.

**Paralysie générale. — Mort subite par apoplexie de la moelle allongée. — Néomembrane à droite. — Ossification de la dure-mère.**

D., 40 ans. Originaire d'Alsace, D. était établi depuis plusieurs années en Amérique, lorsqu'il y devint aliéné, par suite du chagrin, dit-on, qu'il ressentit de la mort de sa femme. Il fut amené à l'asile le 2 juin 1861. A cette époque il présentait un affaiblissement considérable de l'intelligence ; la physionomie était indifférente, sans expression. La mémoire était perdue, l'indifférence au monde extérieur complète. Il y avait, en outre, un affaiblissement notable du système locomoteur.

Cet état se maintint sans modifications bien marquées pendant les trois années que D. passa à l'asile : il eut plusieurs fois des accès d'excitation maniaque, qui ne duraient que peu de jours.

Au mois de décembre 1863, D. avait été atteint d'une entérite rebelle qui le tint un mois au lit, et qui céda aux opiacés, bismuth, mais surtout à un régime tonique (viandes rôties, bordeaux, café noir). Depuis le 15 janvier, il se levait de nouveau, et on l'occupait dans le service à quelques menus travaux : l'appétit était redevenu bon.

Le 7 février D., après avoir dîné comme d'habitude, s'était dirigé vers la cour : un instant après, on le trouva couché, privé de connaissance, devant la porte. On le porta sur son lit, où je le trouvai, quelques instants après, dans l'état suivant : face bleuâtre, yeux ternes, pupilles largement dilatées, immobiles; la bouche entr'ouverte, laissant suinter un peu d'écume sanguinolente. La sensibilité est généralement abolie; les bras sont légèrement contracturés, les mains fermées, les pouces en dedans. Les jambes sont repliées sur les cuisses, celles-ci sur le bassin. La respiration est stertoreuse : le pouls plein, lent, dépressible. Tous les moyens employés furent inutiles (sangsues, sinapismes, etc.) ; la respiration s'embarrassa de plus en plus, le corps se refroidit et la mort survint quatre heures après.

### AUTOPSIE.

*Crâne.* Les os du crâne sont fortement injectés.

La dure-mère est bleuâtre, congestionnée, et laisse écouler à l'incision beaucoup de sang noirâtre et liquide. Elle est tapissée à sa face interne par une membrane celluleuse, rougeâtre, résistante, très-vasculaire, qui lui adhère intimement, et qui n'existe que dans l'étendue de la face convexe de l'hémisphère droit : elle n'adhère pas à l'arachnoïde viscérale.

Dans l'épaisseur de la faux du cerveau, vers sa partie moyenne, il existe un noyau d'ossification long de 5 centimètres environ, épais de 1 à 2 dans son plus grand diamètre, et qui, complétement aplati sur le côté droit, forme à gauche une saillie bombée, logée dans une dépression correspondante de l'hémisphère.

L'arachnoïde et la pie-mère n'offrent pour toute altération qu'une légère injection : elles n'adhèrent pas à la substance corticale.

La substance grise du cerveau n'est pas ramollie. La substance blanche a une blancheur éclatante : elle paraît augmentée de consistance.

Quelques granulations existent sur l'épendyme ventriculaire.

Encéphale, 1,469; hémisphère droit, 632; gauche, 622 grammes.

Le cervelet n'offre pas d'altération.

La protubérance annulaire est le siége d'une hémorrhagie considérable et qui a fait irruption dans le quatrième ventricule; elle a complétement dissocié son parenchyme; on ne trouve plus qu'un amas de caillots sanguins, mous et noirâtres, entremêlés avec la substance ramollie et tomenteuse de la protubérance. L'hémorrhagie paraît exister également des deux côtés : on ne peut trouver le vaisseau rompu.

La moelle épinière est ramollie à la région dorsale.

Les artères du cerveau sont légèrement athéromateuses.

*Thorax.* Les deux poumons sont engoués à leur partie postérieure et inférieure.

Le cœur est énormément hypertrophié : 458 grammes; ses cavités sont rétrécies, ses parois considérablement épaissies. Du reste, aucune lésion des orifices ni des valvules et pas d'infiltration graisseuse de son tissu.

Les organes de l'abdomen n'offrent pas d'altération.

### OBSERVATION 24.

**Deux attaques d'apoplexie au début de la paralysie. — Mort dans le marasme au bout de deux ans. — Néomembrane double.**

K., Marguerite, 36 ans, pensionnaire de l'hospice de Strasbourg, entre le 19 mars 1864. Voici ce que nous apprenons sur les antécédents de cette fille.

Elle n'a jamais eu d'autres maladies que deux attaques d'apoplexie qui ont marqué le début de l'affection cérébrale. La première attaque est survenue il y a deux ans; la seconde a suivi la première à une distance de quinze jours : c'est depuis cette époque que les fonctions cérébrales ont commencé à se troubler, et le trouble n'a pas cessé d'augmenter. Les règles ont disparu depuis les premiers accidents apoplectiques.

Depuis quelque temps la malade présente un délire maniaque plus intense, avec agitation, qui nécessite son isolement dans un asile spécial.

A l'entrée, il existait un certain état d'agitation : elle criait, déchirait ses vêtements; la démarche était très-difficile, la parole presque impossible. Urines et selles involontaires. La mort survint au bout de trois mois par les progrès seuls de la paralysie.

AUTOPSIE.

*Crâne.* La face interne de la dure-mère est doublée dans toute son étendue, par une néomembrane rougeâtre, épaisse, et qui lui adhère fortement. Cette néomembrane, également développée des deux côtés, est plus épaisse vers la partie moyenne des hémisphères; elle est formée de plusieurs couches qu'on peut séparer assez facilement, et elle présente une vascularisation très-abondante. Il existe dans son épaisseur plusieurs taches violacées, livides, qui sont dues à du sang épanché dans l'épaisseur de la membrane. Elle ne présente aucune adhérence avec l'arachnoïde viscérale.

Il s'était écoulé à l'incision de la dure-mère une grande quantité de sérosité. Les méninges sont opaques, épaissies, et présentent des adhérences intimes avec la surface de quelques circonvolutions cérébrales.

Le parenchyme du cerveau est rougeâtre et offre une sorte d'induration.

Les ventricules contiennent une grande quantité de sérosité : on observe quelques fines granulations sur la membrane qui les tapisse.

Encéphale, 940; hémisphère droit et gauche égaux, 370 grammes.

La moelle épinière est légèrement ramollie.

On ne trouve d'autre lésion dans les organes de la poitrine et de l'abdomen, qu'un léger engouement des poumons, et quelques ulcérations dans l'intestin grêle.

## 3e Série.

### Hématomes de la dure-mère.

#### OBSERVATION 25.

Paralysie générale consécutive à une chute sur la tête. — Hémiplégie droite. — Convulsions. — Mort dans le coma. — Hématome de la dure-mère.

A., journalier, âgé de 43 ans, entre à l'asile le 19 octobre 1862. Les renseignements que nous obtenons sur ce malade sont les suivants:

A. était un homme d'une intelligence ordinaire, sans aucune instruction. Sa santé a toujours été excellente, son caractère était sombre et réservé, enclin à l'exaltation religieuse. Cependant il était bon fils, car, pour procurer quelque argent à ses vieux parents, il s'était vendu comme remplaçant. Il paraît que sa conduite a toujours été à l'abri de tout reproche, que notamment, et même étant militaire, il n'a jamais fait d'excès de boisson. Rentré dans sa famille, il s'occupait comme journalier aux travaux de la campagne, quand, il y a deux ans, il fit une chute sur la tête.

Des symptômes cérébraux immédiats survinrent-ils à la suite de cette chute? C'est ce que nous n'avons pu savoir. Toujours est-il que dès lors son intelligence s'affaiblit graduellement; il perdit la mémoire, devint incapable de travailler et peu à peu il tomba dans l'état de déchéance morale et physique que nous constatons à son entrée.

La physionomie est hébétée, sans expression; la parole est impossible: A. ne peut pousser que quelques sons inarticulés. Il est impossible d'éveiller son attention, soit en lui parlant, soit même en le pinçant ou en le secouant fortement: les fonctions de relation paraissent totalement abolies, et la sensibilité générale est très-obtuse.

La figure est déviée à droite; la commissure labiale de ce côté est abaissée, et le malade laisse habituellement couler la salive. La pupille droite est plus dilatée que la gauche. Urines et selles involontaires.

L'affaiblissement musculaire est tel que le malade ne peut se tenir debout. Essaye-t-on de le faire marcher en le soutenant sous les bras, on voit que la jambe et le bras droits sont complétement paralysés et tombent le long du corps comme une masse inerte. Il n'a pas été possible de savoir à quand remonte cette hémiplégie, ni s'il y a eu antérieurement des accidents convulsifs.

Les aliments sont avalés gloutonnement; mais comme la déglutition est très-pénible, on ne peut lui donner, avec beaucoup de précautions, que quelques aliments liquides.

Le 22 octobre au matin, congestion cérébrale intense qui se traduit par une injection uniforme de la face, des vomissements, et des attaques convulsives épileptiformes: les convulsions siégent surtout dans le côté gauche; à droite il existe de la contracture; il y a des grincements de dents, de l'écume à la bouche; la respiration est stertoreuse. La peau est chaude, le pouls plein, fréquent à 90. Quand l'attaque est terminée, le malade reste plongé dans le coma. Malgré l'application de 12 sangsues derrière les oreilles, d'un large vésicatoire sur la nuque, malgré l'emploi de révulsifs de toutes sortes, lavements purgatifs, sinapismes, etc., ces attaques convulsives se répétèrent au nombre de 10 ou 12 jusqu'au 24.

Alors elles cessèrent, mais A. resta plongé dans un état de somnolence, se réveillant quand on venait lui faire prendre quelques boissons, pour retomber aussitôt dans un semi-coma. Quelques escarres apparaissent au sacrum; engouement hypostatique des poumons.

Le 29, nouvelles attaques convulsives qui, le 3 novembre, font place à un coma profond; les extrémités se refroidissent, les traits s'altèrent profondément, la respiration s'embarrasse; mort le 4.

AUTOPSIE, 26 heures après la mort.

*Crâne.* Le cuir chevelu et les os du crâne sont injectés. La dure-mère présente à sa face externe une coloration bleuâtre; elle n'adhère pas aux os du crâne. A gauche, en avant, elle fait une saillie considérable, et l'on sent à cet endroit une fluctuation très-évidente. En l'incisant, il s'écoule une quantité énorme de sang et de sérosité (250 grammes): aussitôt la membrane s'affaisse, et laisse sentir une forte dépression sur le lobe correspondant du cerveau.

A l'incision du côté droit, il s'écoule également un peu de sérosité sanguinolente.

Enlevant alors la dure-mère avec précaution, on constate les lésions suivantes :

A droite, les méninges sont injectées, épaissies, opaques dans toute leur étendue : elles adhèrent entre elles et ont contracté des adhérences intimes avec la substance corticale; adhérences qui sont surtout prononcées le long du bord supérieur des hémisphères.

A gauche il existe en avant, sur la convexité du lobe antérieur du cerveau, fortement déprimé, une vaste cavité qui renferme encore un peu de sérosité sanguinolente et un caillot sanguin considérable. Cette cavité a une forme allongée, et est nettement circonscrite par une fausse membrane rougeâtre, épaisse de 1 millimètre environ, et résistante. Par sa face externe, cette fausse membrane répond d'une part au feuillet viscéral de l'arachnoïde auquel elle n'adhère nullement, et d'autre part à la face interne de la dure-mère avec laquelle elle a contracté des adhérences celluleuses peu résistantes. La face interne du sac est lisse, imbibée de sang. Le caillot flotte librement dans son intérieur et a le volume d'un œuf de pigeon : il est mou, rougeâtre, et paraît de date récente.

L'examen microscopique montre que la fausse membrane est formée d'une substance fibroïde dans laquelle on rencontre de nombreux faisceaux de fibres conjonctives, à contours pâles, quelques fibres élastiques, et beaucoup de cellules plasmatiques étoilées, allongées, fusiformes. On constate dans cette membrane l'existence d'une quantité considérable de capillaires sanguins, gorgés de sang, et s'anastomosant en tous sens. Les parois de quelques-uns de ces vaisseaux sont parsemées de stries transversales, qui semblent être les rudiments d'une paroi musculaire. Sur presque toutes existent de petits amas de globules graisseux; en quelques points, on trouve en dehors des vaisseaux qui paraissent s'être rompus, des masses considérables de globules sanguins, aplatis, déformés : çà et là du pigment sanguin.

Le caillot présente une couche de fibrine englobant des globules rouges, des globules blancs, et du pigment sanguin. Il est de date récente, car les globules sanguins sont peu déformés, et il n'existe ni granulations graisseuses ni cristaux d'hématoïdine.

L'arachnoïde qui recouvre l'hémisphère gauche, n'est pas opaque comme celle du côté opposé; mais, confondue avec la pie-mère, elle a des adhérences intimes avec la substance corticale tout entière.

L'encéphale (cerveau, cervelet et moelle allongée) pèse 987 grammes; l'hémisphère cérébral droit, 430 ; l'hémisphère gauche, déprimé par l'épanchement hémorrhagique, ne pèse que 380.

La substance grise est injectée et ramollie. La substance blanche est injectée également et augmentée de consistance, surtout à gauche. On trouve à droite, dans la couche optique, un foyer hémorrhagique ancien, du volume d'une forte noix, à parois lisses et nacrées, rempli de sérosité limpide. Plus en avant, dans l'épaisseur du lobe antérieur droit, existe un autre foyer hémorrhagique, également ancien, mais plus petit.

Les ventricules latéraux sont énormément distendus par de la sérosité limpide ; la membrane qui les tapisse est finement granulée.

Rien de particulier dans le cervelet.

La moelle épinière a sa consistance normale.

*Thorax.* Le cœur est mou, assez volumineux.

Les poumons sont légèrement engoués, surtout à la base.

Les autres organes ne présentent rien de particulier.

### OBSERVATION 26.

Ivrognerie. — Paralysie générale. — Attaques épileptiformes. — Marasme. — Hématome multiloculaire des deux côtés.

G..., 36 ans, ouvrier de fabrique, entre le 11 octobre 1858. Les premiers signes d'aliénation remontent à trois ans, et doivent être attribués à l'ivrognerie. Au début de sa folie, G... a commis une foule d'extravagances, tenant les discours les plus insensés, coupant les arbres sur les routes, arrachant les récoltes, cherchant à mettre le feu à sa maison, etc. Un méfait de ce genre nécessita son arrestation; et de la prison il ne tarda pas à être transféré à l'asile.

État du malade à son entrée : G... est amaigri et sa constitution est détériorée; le teint est jaune, terreux; les lèvres sèches, l'haleine fétide. Il existe une agitation maniaque extrême. G... crie, frappe, se livre aux mouvements les plus désordonnés. La parole est embarrassée; on comprend à peine ce qu'il dit; cependant, il est aisé de voir que les idées de grandeur dominent dans son délire; il a des millions, il est tout-puissant, tout lui appartient, etc. Les muscles de la face sont affectés d'un tremblement fibrillaire qu'on retrouve également à un haut degré dans les muscles de la langue. La démarche est vacillante, incertaine; depuis plusieurs jours, G... ne mange, ni ne dort; il est habituellement constipé.

Sous l'influence de l'isolement, de bains prolongés et de légers laxatifs, l'agitation disparut au bout de quelques jours. Dans la suite elle revint à des intervalles variables, paraissant se rattacher à des attaques congestives, et durant chaque fois plusieurs jours. L'affaiblissement musculaire et intellectuel ne cessa de faire des progrès; tombé dans un état complet de démence, il fut affecté dans le courant de 1861 d'incontinence d'urines et de matières fécales, et, dès le mois de novembre 1861, il dut garder constamment le lit.

C'est à partir de cette époque que l'on observa à plusieurs reprises (avril-septembre 1862) des attaques épileptiformes, caractérisées par la perte de connaissance, des mouvements convulsifs de la face et des membres, avec contractures des extrémités, respiration stertoreuse, etc. Ces convulsions laissaient après elle un état comateux plus ou moins prolongé, et des paralysies fugaces qui siégeaient alternativement d'un côté ou de l'autre.

Au mois d'octobre 1862, G... maigrit considérablement; des escarres se formèrent au sacrum; la déglutition devint de plus en plus difficile. Il restait plongé dans un état continuel de somnolence. Le 1er décembre survinrent quelques secousses convulsives, elles se répétèrent les jours suivants, et la mort arriva le 4 décembre.

AUTOPSIE.

(Le cadavre est dans un état d'émaciation extrême.)

*Crâne.* A l'incision de la dure-mère, il s'écoule une grande quantité de sérosité limpide. La face interne de la dure-mère est tapissée, dans toute son étendue, et jusqu'à la base du crâne, par une fausse membrane épaisse. Cette fausse membrane a l'aspect d'une couenne adhérant à la dure-mère, mais n'ayant avec l'arachnoïde viscérale qu'un simple contact. Reposant sur la convexité des hémisphères qui sont notablement déprimés, cette couenne a son maximum d'épaisseur (1 $\frac{1}{2}$ centim.) à droite, au niveau de la partie moyenne des hémisphères; elle s'amincit en avant et en arrière, mais elle est partout nettement limitée et on peut l'enlever tout d'une pièce. Elle est d'apparence jaunâtre; en quelques points elle offre une coloration rougeâtre.

En l'incisant d'avant en arrière, on remarque que cette couenne renferme dans son intérieur plusieurs poches nettement limitées, du volume d'une noisette. Ces poches sont évidemment des foyers apoplectiques plus ou moins anciens; car tandis que dans l'un on trouve un caillot fibrineux rougeâtre, nageant dans de la sérosité sanguinolente, l'autre offre à l'œil des parois plus lisses, nacrées, et une production fibrineuse blanchâtre ratatinée, assez résistante. L'examen microscopique confirme cette hypothèse, et montre dans ces différentes poches, tantôt des globules rouges aplatis, déformés, tantôt des amas de pigment sanguin accompagné de quantités plus ou moins considérables de cristaux d'hématoïdine. La trame dans laquelle sont creusées ces petites cavités, est d'une organisation celluleuse avancée ; on constate l'existence de beaux faisceaux de fibres connectives à contours pâles, quelques fibres élastiques, et des cellules plasmatiques allongées, fusiformes ; la vascularité de la membrane est abondante, mais les parois des vaisseaux présentent un degré remarquable d'infiltration graisseuse. Beaucoup de ces vaisseaux se terminent brusquement, paraissant rompus, déchirés, et sans doute, c'est là la source des hémorrhagies dont nous constatons les traces.

Les méninges sont opaques, épaissies, blanchâtres, adhérant intimement à la substance corticale.

Celle-ci est ramollie. La substance blanche est injectée, comme tassée. Les ventricules latéraux sont gorgés de sérosité, leur surface est chagrinée.

L'encéphale pèse 1,097 grammes ; l'hémisphère cérébral droit, 437 ; gauche, 455.

Le cervelet est injecté.

La moelle épinière n'est pas sensiblement ramollie.

*Thorax.* Les poumons sont exsangues ; le poumon gauche est atrophié, et recouvert à sa surface par une fausse membrane épaisse.

Le cœur est petit ; quelques noyaux d'ossification se trouvent aux valvules sigmoïdes de l'aorte. Il existe des caillots de sang noirâtre dans les deux ventricules.

*Abdomen.* Le foie est décoloré, graisseux.

### OBSERVATION 27.

**Vie irrégulière. — Paralysie générale. — Marasme. — Grangène généralisée. — Hématome multiloculaire à droite.**

Br. est amené à l'asile le 26 octobre 1860. On n'a aucun renseignement sur ce malade, que la police a arrêté en état de vagabondage à Lyon, et placé à l'Antiquaille. Il est probable qu'il a mené une vie très-irrégulière et fait de nombreux excès de boisson. Il paraît âgé de 45 à 50 ans.

A son entrée, la paralysie générale était très-avancée ; la constitution était délabrée, l'intelligence totalement abolie. La parole était inintelligible, et l'affaiblissement musculaire tel, qu'il pouvait à peine faire quelques pas en chancelant.

B... végéta de la sorte pendant 2 ans. Au commencement de 1863, il tomba dans un marasme extrême, et dut garder le lit. Il maigrit considérablement, la déglutition devint presque impossible; le corps se couvrit d'escarres gangréneuses.

Le 21 avril, coma, soubresauts des tendons, respiration stertoreuse, facies hippocratique; la mort survint le 25.

AUTOPSIE.

*Crâne.* Les os du crâne sont amincis et injectés. Il existe un défaut de symétrie très-accusé dans la conformation du crâne; les bosses frontale, pariétale et occipitale du côté droit sont placées beaucoup plus en avant que celles du côté gauche; tout l'ensemble du crâne paraît dévié de ce dernier côté.

A la face externe de la dure-mère, il existe quelques taches ecchymotiques d'apparence verdâtre. Au-dessous de la dure-mère, on trouve, à droite, une fausse membrane extrêmement épaisse, qui recouvre les deux tiers antérieurs de l'hémisphère correspondant, et qui, n'ayant qu'un simple contact avec l'arachnoïde, adhère mollement à la dure-mère. Cette fausse membrane, épaisse en plusieurs endroits de plus de deux centimètres, amincie en avant, a un aspect lardacé, et offre à sa surface un grand nombre de bosselures. En incisant ces bosselures on voit que chacune d'elles répond à un petit foyer apoplectique, creusé dans l'intérieur de la couche pseudo-membraneuse. Ces foyers sont plus ou moins anciens: quelques-uns renferment du sang noirâtre, à peine coagulé; dans d'autres on rencontre un caillot fibrineux décoloré, rétracté.

La membrane est composée des éléments du tissu conjonctif, et riche en vaisseaux. Mais il existe déjà un travail régressif très-avancé, car on trouve dans les parois de ces vaisseaux et dans la membrane en général, beaucoup de globules graisseux.

Les méninges sont épaissies, opaques, adhérent en avant à la substance grise, qui est considérablement ramollie.

La substance blanche a une consistance anormale.

L'hémisphère droit est atrophié; il offre à sa région antérieure une vaste dépression où était logé le pseudo-plasme. Les ventricules renferment beaucoup de sérosité.

L'encéphale pèse 1,240 grammes; l'hémisphère cérébral droit, 424 gr.; le gauche, 502.

Le cervelet est notablement ramolli.

La moelle épinière est ramollie, diffluente à la région dorsale.

*Thorax.* Les poumons sont volumineux, fortement engoués. A l'incision, il s'en écoule beaucoup de sanie verdâtre et fétide.

Le cœur est volumineux, flasque, rempli de caillots de sang mous et noirâtres.

*Abdomen.* Le foie est énorme, ramolli; la rate est réduite en putrilage; les reins sont ramollis. Une remarque générale à faire, c'est que tous les organes, dans le crâne, le thorax et l'abdomen, ont une teinte livide, verdâtre, sont ramollis, et exhalent une odeur infecte de gangrène.

---

# DEUXIÈME PARTIE.

## CHAPITRE Ier.

### Étiologie.

*Age.* La pachyméningite est fréquente chez les vieillards; cependant l'âge moyen y est également exposé : c'est ce qui résulte surtout des observations prises sur les aliénés. Mes malades avaient tous plus de 30 ans; 7 en avaient plus de 60. Le plus grand nombre, 14, étaient âgés de 40 à 60 ans.

Observe-t-on la pachyméningite chez les nouveau-nés et dans la première enfance? Les hémorrhagies méningées y sont très-fréquentes, on le sait; mais, s'il faut en croire M. Hervieux (*Union médicale,* 1864, nos 78 et suiv.), elles ne s'accompagnent jamais de néomembranes. Rochoux a rapporté un fait observé chez une petite fille de 9 ans, où il existait manifestement un hématome de la dure-mère (Rochoux, *De l'apoplexie,* 2e édit., 1833, obs. 89, p. 367) : ce qui prouve que la pachyméningite peut survenir dans la deuxième enfance.

M. Shuberg l'a vue survenir à l'âge de 25 ans. Mais, à part ces faits, assez rares, on peut dire, en général, que la pachyméningite est une maladie de l'âge mûr et de la vieillesse.

*Sexe.* La pachyméningite est beaucoup plus fréquente chez l'homme que chez la femme; sur 28 cas, il n'y avait que 7 femmes. Reste à savoir si l'influence du sexe est aussi prépondérante, ou si cette différence ne tient pas plutôt aux autres conditions de développement de la pachyméningite, conditions auxquelles l'homme serait plus exposé.

*Traumatisme.* On a fait jouer un rôle au traumatisme : l'on conçoit, en effet, qu'une chute, ou un coup violent sur la tête, puissent déterminer une inflammation de la dure-mère. Telles seraient l'obs. de Blandin (*loc. cit.*), l'obs. 57 de Rochoux, l'obs. IX de M. Lélut, celle de M. Gintrac, et quelques autres encore. M. Guido-Weber a vu chez un cordonnier, qui s'était enfoncé un clou dans le crâne, une fausse membrane pachyméningitique se développer autour de ce clou.

Ces faits tendent à prouver que le traumatisme peut exercer une influence; mais peut-être n'agit-il qu'en mettant en jeu une prédisposition liée à d'autres causes. Il n'est pas impossible non plus, comme le croit M. Lancereaux, que les chutes, qu'on accuse si fréquemment dans cette circonstance, ne soient que l'effet, et non la cause de la maladie, ou d'une lésion cérébrale concomitante. Ce qui me fait pencher vers cette manière de voir, c'est ce que j'ai observé dans le seul cas où le traumatisme ait été noté (obs. 25). Il s'agit d'un homme dont la paralysie générale a débuté après une chute sur la tête. Il meurt deux ans après, et, à l'autopsie, on constate l'existence d'un énorme hématome de la dure-mère; mais, en même temps, il y avait deux foyers anciens dans l'un des hémisphères du cerveau. Ne peut-on pas considérer la chute sur la tête comme n'ayant été que le résultat de l'apoplexie cérébrale qu'on a trouvée guérie deux ans plus tard?

*Paralysie générale des aliénés.* Les fausses membranes dans la cavité de l'arachnoïde, dit M. Baillarger, se rencontrent chez les paralytiques dans le $^1/_8$ des cas environ. M. Brunet les a notées 16 fois sur 80. Aubanel, M. Calmeil, ont également signalé cette fréquence. Dans l'espace de deux ans, j'ai assisté à l'autopsie de 180 aliénés, et j'ai rencontré la pachyméningite 28 fois. Sur le nombre total, il y avait 55 paralytiques, et 19 de mes 28 observations se rapportent à des malades de cette catégorie : cela fait une proportion de $^1/_3$. Elle est donc plus forte que celles de MM. Baillarger et Brunet. Les seules autres formes dans lesquelles j'aie observé les néomembranes de la dure-mère, sont la démence et la manie.

A quoi faut-il rapporter cette fréquence de la pachyméningite dans la paralysie générale?

Aubanel faisait jouer le principal rôle aux congestions cérébrales si fréquentes au début et dans le cours de la paralysie générale. Calmeil également rapporte tous les néoplasmes à ces accidents congestifs. Mais, s'il en était ainsi, la pachyméningite devrait être fréquente chez les épileptiques, où chaque attaque s'accompagne d'une congestion encéphalique intense : or, je n'en ai pas vu un seul exemple, et je ne crois pas que d'autres en aient cité. La congestion cérébrale ne pourrait d'ailleurs pas agir, comme le croyait AUBANEL, en amenant la rupture d'un vaisseau : tout au plus conçoit-on la possibilité de voir une phlegmasie de la dure-mère se développer sous l'influence de congestions répétées.

Faut-il admettre que la méningite qu'on observe chez la plupart des paralytiques irrite par contact la dure-mère, et y développe une inflammation par contiguïté de tissu? Mais alors, la pachyméningite devrait être fréquente dans tous les cas de méningite franche qui surviennent chez l'adulte ou chez l'enfant : c'est encore ce que l'on n'observe pas.

Ou bien, renversant le problème, dira-t-on que, dans certains cas, la paralysie générale n'est que la conséquence de la pachyméningite? Sans doute, si l'on admet qu'une fausse membrane, qu'un kyste se développe primitivement à la face interne de la dure-mère, on conçoit la possibilité d'une encéphalite consécutive se traduisant par les symptômes de la paralysie générale. Mais il faudrait prouver d'abord que la pachyméningite a précédé la paralysie. Or, les observations que j'ai soigneusement étudiées à cet égard, montrent que presque toujours les néomembranes sont survenues chez des paralytiques dont l'affection s'est traînée en longueur, et le degré d'organisation de la membrane ne permet pas, le plus souvent, de lui assigner une durée calculée sur l'apparition des premiers accidents.

Je me garderai donc de formuler une conclusion absolue. Le fait acquis à la science est celui de la coexistence fréquente de la paralysie générale et de la pachyméningite; à des recherches ultérieures de montrer à quoi tient cette relation.

L'hypothèse qui me paraît la plus probable, c'est que la paralysie générale et la pachyméningite ne sont toutes deux que des manifestations d'un état morbide plus général. Peut-être est-ce le cas d'invoquer ici l'influence d'une diathèse telle que le rhumatisme, ou cette tendance générale à l'hypertrophie du tissu conjonctif, ou enfin, une intoxication telle que l'alcoolisme.

*Alcoolisme.* C'est que, en effet, la pachyméningite est, avant tout, une maladie des ivrognes. Chez beaucoup des malades de MM. Brunet, Calmeil, Aubanel, Lancereaux, Shuberg, etc., il est fait mention de l'abus des boissons alcooliques. J'ai noté cette cause 7 fois sur les 15 cas où j'ai pu remonter à l'origine du mal : 4 autres malades avaient commis des excès, parmi lesquels ceux de boissons devaient sans doute figurer aussi.

L'influence réelle des alcooliques est encore attestée par ce fait, que l'on rencontre, avec la pachyméningite, les autres lésions dont l'observation a démontré la fréquence chez les ivrognes : la dégénérescence graisseuse du foie, l'infiltration graisseuse et l'hypertrophie du cœur, etc. Or, ce sont des lésions de ce genre qui ont été principalement notées chez les 11 malades dont je parlais plus haut.

Comment s'expliquer l'influence de l'alcool sur la production des néoplasmes? M. Lancereaux croit, sur la foi des expériences de MM. Perrin, Ludger-Lallemand et Duroy, que l'alcool, absorbé en nature, transsude à la surface des séreuses, et qu'il vient irriter la dure-mère, comme il irrite, par exemple, la séreuse vaginale, quand on l'injecte dans sa cavité pour la cure de l'hydrocèle. Il paraît, en effet, que l'alcool imprègne tous les tissus, et notamment les cellules nerveuses; mais, s'il est vrai qu'il transsude dans la cavité de l'arachnoïde, pourquoi cette transsudation ne se ferait-elle pas aussi bien sur l'arachnoïde viscérale, et pourquoi n'y aurait-il pas là aussi production de fausses membranes?[1]

*Rhumatisme.* MM. Hasse et Lancereaux ont cité plusieurs faits où des néomembranes de la dure-mère coexistaient avec des manifestations articulaires ou viscérales du rhumatisme. M. Lancereaux surtout fait jouer un grand rôle à cette affection. Il va jusqu'à prétendre que

1. Les conclusions de MM. Perrin, Ludger-Lallemand et Duroy, ont d'ailleurs été attaquées par un habile chimiste. (Voir *Union méd.*, 1863, n^os^ 135 et suiv.)

les néomembranes d'origine rhumatismale sont moins vasculaires que les autres. Je n'ai pas été à même de vérifier cette assertion : je me borne à dire que je la crois fondée, le rhumatisme attaquant plus spécialement les membranes fibro-séreuses.

*Syphilis.* La pachyméningite peut-elle être causée par la syphilis? Pour admettre l'influence de la syphilis sur le développement d'un état pathologique quelconque, il faut tout d'abord que, au début de la maladie, le sujet présente des manifestations syphilitiques évidentes. On n'ira pas, parce que, quelques années auparavant, le malade aura eu des chancres, ou d'autres accidents, bien disparus depuis (obs. 11 et 18), invoquer une origine syphilitique impossible à démontrer. Mais, si l'on se rappelle que ce qui forme le caractère essentiel des altérations syphilitiques, c'est leur marche constamment envahissante, on comprendra qu'une syphilis, débutant par la peau du crâne, atteigne successivement le périoste, puis l'os, puis les méninges, et enfin l'encéphale : de cette façon, la syphilis peut produire des lésions variées et en dernier lieu la paralysie générale; de cette manière aussi, elle produit la pachyméningite hémorrhagique. Dans l'obs. XI de M. Lélut, il existait des exostoses crâniennes. Dans les deux observations que donne Virchow (Virchow's *Archiv*, Band XV, Heft 3 u. 4, 1858, p. 217-336), la pachyméningite accompagnait une ostéite et une périostite syphilitiques des os du crâne.

Il me reste maintenant, pour terminer ce chapitre, à dire quelques mots de l'influence que l'on a attribuée, à tort ou à raison, à quelques autres affections.

1° *Maladies aiguës.* Déjà j'ai eu occasion de dire que M. Hasse a signalé la pachyméningite dans la pleuropneumonie, le typhus, la variole, la scarlatine. Mais les observations sont trop rares pour permettre d'en tirer une conclusion.

Une affection dont l'influence paraît plus évidente, c'est l'érysipèle de la tête (Lélut, obs. 3; Lancereaux, obs. 1; observations de Ogle, Parent-Duchatelet, etc.) : ce qui semble démontrer l'influence de l'érysipèle, c'est que, à l'autopsie, la pachyméningite est toute récente.

2° *Maladies chroniques.* L'étude d'un certain nombre de faits m'a paru mettre hors de doute l'influence des maladies chroniques, en général, sur le développement des néomembranes de la dure-mère. Ainsi, je ferai remarquer d'abord que la pachyméningite accompagne surtout les formes chroniques de la folie : or, la folie, comme les autres affections chroniques, amène à la longue une détérioration plus ou moins profonde de l'économie, un état *cachectique* plus ou moins prononcé. Cet état cachectique me paraît exercer une grande influence. Il ne serait même pas impossible que ce fût à lui que l'on doit attribuer l'apparition de la pachyméningite à la période ultime de certaines paralysies générales (obs. 7 et 11).

Quoi qu'il en soit, de mes malades non paralytiques, il en est deux (obs. 8 et 10) qui sont morts dans un profond marasme à la suite d'une entérite ulcéreuse chronique : la pachyméningite était au début. Un dément, chétif et épuisé (obs. 12), est emporté en quelques jours par la grippe : il y avait également un commencement de néomembrane. Enfin, la femme de l'obs. 21 présentait une cachexie scrofuleuse extrêmement prononcée : elle avait une néomembrane bien développée.

Si, à ces faits, j'ajoute que l'on a encore signalé la pachyméningite dans la pellagre (Lélut, Lancereaux), dans la maladie de Bright, le cancer et la phthisie tuberculeuse, je serai autorisé, je pense, à dire que toutes ces affections pourraient bien n'agir que par un élément, qui leur est commun à toutes, la profonde détérioration qu'elles entraînent[1]. L'avenir montrera en quoi cette hypothèse est fondée.[2]

1. Peut-être, et je n'avance cette hypothèse que sous toutes réserves, ces cachexies agissent-elles primitivement en amenant l'ulcération de l'épithélium qui tapisse la dure-mère ?

2. Ces lignes étaient écrites, quand j'ai eu occasion d'observer le fait suivant, qui me paraît rentrer dans la catégorie de ceux que je viens d'énumérer :

La femme Schill..., née en 1805, a été placée à l'asile dans le courant de 1846. Atteinte de manie chronique, incohérente, irritable, souvent agitée, elle était tombée bientôt dans une démence complète. A diverses reprises elle avait été traitée pour des entérites très-rebelles;

## CHAPITRE II.

### Symptomatologie.

La plupart des auteurs qui ont étudié les hémorrhagies de la cavité de l'arachnoïde ont borné leur attention à l'anatomie pathologique et ont complétement négligé l'étude des symptômes. Cette remarque ne s'applique pas en général aux travaux publiés dans ces dernières années.

Aubanel avait dit qu'il est très-difficile de reconnaître quels symptômes se rattachent aux fausses membranes de l'arachnoïde; M. Brunet croit qu'il est à peu près impossible de reconnaître leur présence pendant la vie (*Thèse*, p. 44). Telle est aussi l'opinion de M. Calmeil, qui, pourtant, en a observé un si grand nombre: «Des poches kystoïdes, «dit-il (*Mal. inflam. du cerveau*, t. I^er^, p. 596), contenant ou ayant con-«tenu du sang, peuvent prendre naissance et s'organiser dans les cavités «de l'arachnoïde cérébrale des paralytiques atteints de périencéphalite «chronique, sans qu'on en soit informé par des phénomènes intercur-«rents extraordinaires.»

Ces citations, que j'aurais pu multiplier, montrent combien le problème est difficile. Cependant de louables efforts ont été tentés pour faire entrer la pachyméningite dans le domaine de la clinique.

Comme le fait remarquer avec beaucoup de justesse M. Lancereaux,

---

mais chaque fois elle s'était assez bien remise. Dans l'année 1863, elle s'affaiblit considérablement, ne prit presque plus de nourriture, et dut garder le lit. Un abcès volumineux se développa sur la cuisse gauche, et, minée par une suppuration intarissable, la malade, complétement émaciée, succomba le 12 juillet 1864.

A l'autopsie, on constata, avec les signes d'une méningite chronique, une pachyméningite tout au début, dont rien, pendant la vie, n'avait fait soupçonner l'existence. La dure-mère, dans toute l'étendue du côté droit, avait sa face interne tapissée de caillots noirâtres, récents, adhérents à la dure-mère, et circonscrits par une pellicule très-fine. La même lésion existait du côté gauche, mais à l'état rudimentaire.

la connaissance exacte des symptômes de la pachyméningite n'est possible qu'autant que l'observation porte sur des cas simples ou peu compliqués. Malheureusement ces cas sont rares et peut-être n'existent pas; au contraire, la pachyméningite complique presque toujours des maladies qui par elles-mêmes entraînent des lésions plus ou moins graves. Comment alors démêler les symptômes propres à chacune d'elles?

Rostan avance que, dans certains cas, il y a identité complète entre les symptômes du ramollissement cérébral et ceux de l'apoplexie méningée.

Prus s'est efforcé d'établir le diagnostic différentiel entre l'hémorrhagie sous-arachnoïdienne et l'hémorrhagie intra-arachnoïdienne; il assigne à cette dernière les symptômes suivants : 6 fois sur 8, paralysie plus ou moins complète du mouvement; délire presque toujours; somnolence et coma avec céphalalgie, délire, fièvre.

Il faut signaler aussi les efforts tentés par Boudet; mais les résultats auxquels il est arrivé ne sauraient être acceptés qu'avec réserve, puisqu'il englobe dans une même description les hémorrhagies des ventricules et celles de la cavité de l'arachnoïde. Il a trouvé que 20 fois sur 33, il existait des phénomènes précurseurs; sur 41 cas, il a noté 27 fois la raideur des membres, qu'il appelle *contracture.* Enfin, il cite la paralysie partielle, l'hémiplégie, comme assez fréquente.

Pour ce qui est de la paralysie, Serres ne l'avait jamais constatée; il avait seulement observé un affaiblissement, une gêne de la motilité; le professeur Schützenberger est arrivé aux mêmes résultats.

Si, partant de ce principe que les symptômes d'une maladie ne sont que les modifications fonctionnelles consécutives aux altérations anatomiques des organes ou des tissus, on voulait l'appliquer à la pachyméningite, et tracer *à priori* l'histoire de cette affection, on serait amené tout d'abord à établir deux périodes distinctes :

La première, dans laquelle il y a production des fausses membranes : c'est la période phlegmasique;

La seconde, celle où se font les hémorrhagies plus ou moins abondantes : c'est la période apoplectique.

A la période phlegmasique, on assignerait les caractères d'une méningite de la convexité : céphalalgie, congestion cérébrale, délire, embarras de la parole, fièvre, contraction des pupilles, etc.

Après s'être prolongés plus ou moins longtemps, ces phénomènes conduiraient, soit brusquement (épanchement subit), soit graduellement (épanchement lent, progressif), à la période apoplectique, caractérisée par des accidents de compression : coma, stupeur, résolution des membres; paralysie des organes des sens; et, suivant que l'hémorrhagie siégera des deux côtés à la fois, ou seulement d'un côté, paralysie générale ou partielle.

Tous ces accidents affecteront la forme chronique, au moins le plus souvent. Ils pourront s'amender et même disparaître entièrement pour un temps plus ou moins long. On conçoit, en effet, que l'hémorrhagie, peu abondante, finisse par disparaître, et que le cerveau s'habitue à la présence d'une membrane peu épaisse. Le plus souvent pourtant, on verra une encéphalite consécutive se développer, et l'on observera les symptômes que l'on assigne au ramollissement cérébral.

Voilà, ce me semble, en partant des données purement anatomiques, comment on pourrait *à priori* décrire la pachyméningite. Je ne donne, bien entendu, cette description que comme une séduisante hypothèse, sans aucune valeur, si les faits ne viennent pas la confirmer.

Or, il se trouve que la description que je viens de faire, ressemble à celle qu'a tracée Shuberg (Virchow's *Archiv*, t. XVI, 1re série, 5e et 6e livr., 1859). Cet auteur admet une première période d'inflammation chronique : céphalalgie continue ou rémittente; insomnie; diminution de l'intelligence, perte de la mémoire, vertiges, etc. A cette période, qui peut durer plusieurs mois, en succède une autre où l'on voit tous ces symptômes s'aggraver : la parole devient difficile, embarrassée; le malade reste plongé dans un état d'apathie, de somnolence; il y a de la faiblesse dans les jambes, plus prononcée d'un côté. Enfin, survient la troisième période, caractérisée par la perte subite de connaissance, le coma, des convulsions, et finalement, la mort.

En lisant cette description, il est impossible de ne pas être frappé d'une chose, c'est que, à part l'apoplexie ultime, elle s'applique exactement à la paralysie générale progressive, survenant, il est vrai, sans délire. Mais n'observe-t-on pas des paralysies générales où la seule modification de l'intelligence est son affaiblissement progressif et la perte de la mémoire? Et ne pourrait-on pas objecter à M. SHUBERG que beaucoup des symptômes qu'il a attribués à la pachyméningite doivent être rapportés à une paralysie générale méconnue? Cette objection sera fondée tant que l'on ne saura pas exactement quelles lésions cérébrales caractérisent exclusivement la paralysie générale.

M. LANCEREAUX, dans son intéressant mémoire, s'applique à résoudre le même problème, et il conclut en disant que, pour les néomembranes sans épanchement, le phénomène prédominant, et pour ainsi dire unique, est la céphalalgie: tantôt circonscrite, tantôt occupant les deux côtés de la tête, continue ou rémittente. C'est aussi l'opinion du traducteur d'ABERCROMBIE : «Lorsque la céphalalgie, dit M. GENDRIN (*Trad. du Traité des maladies de l'encéphale*, par ABERCROMBIE, 2e édit., 1835), ne s'accompagne d'aucun mouvement fébrile soutenu, qu'elle ne coexiste ni avec le délire, ni avec des mouvements spasmodiques ou convulsifs, qu'elle reste fixe et circonscrite dans une partie limitée du crâne, on est fondé à la regarder comme indiquant une inflammation de la dure-mère.» (LANCEREAUX, p. 43.)

Examinant ensuite le cas d'un épanchement graduel plus ou moins abondant, M. LANCEREAUX lui assigne un ensemble symptomatique caractérisé par des phénomènes de compression (hébétude, stupeur, somnolence, paralysie et coma), auxquels se joignent des phénomènes d'excitation (contraction des pupilles, contracture des membres, et parfois des convulsions): tous ces symptômes sont mobiles et fugaces (p. 54). Enfin, lorsque l'épanchement est subit et abondant, on voit survenir des attaques apoplectiques et convulsives, laissant après elles de la paralysie ou de la contracture, parfois du délire; mais le plus souvent la résolution et le coma (p. 55).

J'ai cru devoir rapporter avec détails l'opinion des observateurs qui ont basé leurs descriptions sur des cas peu compliqués, et cela surtout, parce que mes observations, ayant toutes été recueillies chez des aliénés, ne me fournissent pas, pour la solution du problème, des documents d'égale valeur. A la vérité, on peut dire que l'hémorrhagie des méninges doit avoir chez l'aliéné les mêmes manifestations symptomatiques que chez tout autre individu (JOIRE); la difficulté est seulement de démêler, au milieu d'un ensemble complexe de symptômes, ce qui appartient en propre à chaque lésion : c'est ce que je vais essayer de faire pour les observations qui ont servi de base à mon travail. S'il est démontré que chez les aliénés paralytiques la pachyméningite s'annonce par des symptômes particuliers, on sera autorisé, à plus forte raison, à lui assigner ces symptômes lorsqu'elle surviendra sans complication; et c'est en ce sens que mes efforts pourront n'être pas stériles pour l'histoire de la pachyméningite.

Je puis d'abord laisser de côté 9 observations (5 dans la 1re série, 4 dans la 2e), qui donnent des résultats tout à fait négatifs : pendant la vie aucun symptôme n'a été observé qui pût se rapporter à une lésion pachyméningitique.

Si j'analyse les observations qui restent, je vois que dans les obs. 1, 2, 3, 6, la mort a été amenée par des accidents inflammatoires dont on est en droit de localiser le point de départ dans une phlegmasie de la dure-mère, avec d'autant plus de raison, que l'autopsie a révélé une pachyméningite au début. Ces accidents sont le délire, l'agitation, la contraction des pupilles, la chaleur à la peau, la sécheresse de la langue, des convulsions, le coma, etc.; en un mot, les signes d'une méningite aiguë[1]. C'est surtout dans l'obs. 1 que les accidents convulsifs sont accusés et prennent la forme de convulsions épileptiformes. On est en droit de rapporter ces convulsions à la pachyméningite au début; je dois cependant faire observer que les convulsions épilepti-

1. Peut-être y avait-il encore d'autres symptômes dont les malades n'ont pu rendre compte. Les cris, l'agitation, ne pouvaient-ils pas tenir à une céphalalgie violente?

formes, très-fréquentes chez les paralytiques, paraissent se lier, comme déjà Bayle en a fait la remarque, à un afflux subit de sérosité dans la cavité de l'arachnoïde (hydrocéphale aiguë). Or, dans notre obs. 1, il y avait hydrocéphale aiguë en même temps que pachyméningite; et, d'ailleurs, le malade avait eu, un an auparavant, des convulsions tout aussi violentes, alors qu'évidemment il n'existait encore aucune altération de la dure-mère.

Chez la femme de l'obs. 5, la scène morbide est dominée par les symptômes de l'affection cardiaque; rien ne décelait une pachyméningite, à moins qu'on ne veuille rapporter à celle-ci les signes mêmes de paralysie générale observés au début de la maladie.

L'homme de l'obs. 9, après avoir présenté les signes d'une paralysie générale avec dépérissement profond et agitation maniaque, tombe tout d'un coup dans le coma, 24 heures avant la mort; mais l'autopsie révèle, à côté de la pachyméningite, une hémorrhagie sous-arachnoïdienne, suffisante pour expliquer la soudaineté et l'intensité des accidents comateux.

Plusieurs particularités intéressantes se trouvent dans l'obs. 4 : lésion cardiaque qui n'est reconnue qu'à l'autopsie; chute de la paupière gauche qui se dissipe spontanément; aggravation subite des symptômes de paralysie quelques semaines avant la mort. Est-ce à la pachyméningite qu'a été due cette aggravation subite?

En résumé, sur 12 observations de pachyméningite au début, il en est 4 où elle a paru s'accompagner de symptômes inflammatoires; ces cas pourraient être considérés comme une pachyméningite aiguë. Une fois, elle a paru survenir avec une aggravation marquée de la paralysie générale. Dans tous les autres cas, elle est restée latente.

Dans ma deuxième série d'observations, il en est 4 à résultats négatifs. Chez la femme de l'obs. 17, il existait une démence sénile datant de plusieurs années: du reste, pas de signes de paralysie. Tous les autres malades étaient des paralytiques dont l'affection remontait à un temps plus ou moins long, plusieurs mois ou plusieurs années, et la pachyméningite elle-même, à en juger par le degré d'organisation de la néomembrane, devait être ancienne et avoir suivi une marche essentiellement chronique.

Or, on ne peut s'empêcher d'être frappé d'une chose, c'est que toutes ces observations présentent un caractère commun, qui est celui-ci : on assiste à une paralysie générale qui suit une marche lente, progressive; le malade, quoique arrivé à une période avancée, peut encore rester levé, s'occuper à quelques menus travaux; la locomotion, bien que gênée, peut encore s'effectuer; enfin, il reste quelque suite dans les idées, faussées du reste par un délire ambitieux caractéristique. Tout à coup, sans prodromes, la scène change : le malade maigrit, devient malpropre; sa physionomie s'altère, perd toute expression; les dernières lueurs de l'intelligence disparaissent; le malade est comme égaré. Il pousse des cris, déchire ses habits, n'a plus aucune conscience de son existence. La démarche devient vacillante; un tremblement général agite ses membres; il peut à peine écarter le pied du sol; à chaque pas il se heurte et tombe. Bientôt il ne quitte plus le lit, le marasme fait de rapides progrès, et, au bout de quelques semaines ou de quelques mois, la mort survient dans un état de somnolence semi-comateuse : l'autopsie révèle, à côté des altérations dues à la paralysie générale, une pachyméningite arrivée à une période avancée, je n'ose dire, d'autant plus avancée que les symptômes dont je parle ont eux-mêmes duré plus longtemps. Eh bien! dans ce cas, n'est-il pas naturel de supposer que l'aggravation subite des symptômes a coïncidé avec le début de la pachyméningite? Et cela avec d'autant plus de raison que cette circonstance se retrouve dans un grand nombre de mes observations.[1]

J'arrive aux faits classés dans la troisième série, aux hématomes de la dure-mère proprement dits. Un seul était uniloculaire; les deux autres avaient plusieurs loges.

Le malade de l'obs. 25 (kyste uniloculaire) était arrivé à la période ultime de la paralysie : je ne l'ai vu que pendant les 15 derniers jours

1. L'obs. 19 me paraît extrêmement remarquable sous ce rapport.

de sa maladie; les symptômes que j'ai notés furent des attaques convulsives avec forte congestion vers le cerveau, suivies de profond coma. Les convulsions étaient plus prononcées à gauche; à droite, il y avait de la contracture; déjà, avant que des convulsions se fussent produites, on avait constaté une hémiplégie complète du côté droit. Rien dans ces symptômes n'était assez caractéristique pour faire deviner l'énorme hématome qui s'était développé à gauche sur la dure-mère : sans doute, l'hémiplégie droite avait été le résultat de la compression énorme subie par l'hémisphère gauche. Faut-il également lui rapporter la contracture?[1]

Chez un autre malade, obs. 26, l'hématome était double; la paralysie était égale des deux côtés; mais il y eut cette aggravation subite des symptômes que je signalais tout à l'heure. Dans l'obs. 27, pas de phénomènes particuliers.

De telle sorte, qu'à part l'obs. 25, signalée par des phénomènes apoplectiformes, qu'il n'y avait aucune raison d'attribuer à une hémorrhagie méningée plutôt qu'à une hémorrhagie cérébrale, aucun de mes hématomes ne m'a fourni de symptômes de quelque précision.[2]

Je ne dirai rien des symptômes de la pachyméningite spinale : on peut supposer seulement que ce doivent être principalement des troubles de la motilité.

---

1. Les convulsions et la contracture n'appartiennent pas spécialement à l'hémorrhagie méningée: on les observe également dans l'hémorrhagie cérébrale, alors que le sang a pénétré dans les ventricules, et dans l'encéphalite. (Valleix, *loc. cit.*, t. II.)

2. Dans quelques cas, on a observé des symptômes particuliers : un malade de Griesinger sentait un corps roulant dans la tête. — M. Wieger a observé un cas extrêmement remarquable, qui se trouve relaté dans la thèse de Pirotais : un malade conservait une grande partie de son intelligence, lorsqu'il se trouvait dans le décubitus dorsal; la parole cependant était difficile et les réponses très-lentes, mais d'ailleurs assez nettes. Se mettait-il sur son séant, l'intelligence disparaissait immédiatement, il perdait connaissance. — A l'autopsie on trouva chaque hémisphère comprimé par un kyste. (Pirotais, Thèse, p. 44.)

## CHAPITRE III.

### Diagnostic.

On pense bien qu'avec des résultats aussi peu précis, je n'essayerai pas de formuler le diagnostic de la pachyméningite. Je dirai seulement que cette affection, essentiellement chronique, peut, dans certaines circonstances, affecter une marche aiguë et se traduire par des accidents inflammatoires intenses; qu'elle ressemble complétement à la paralysie générale progressive, sauf que ses symptômes paraissent être plus intenses et à marche plus rapide; et que c'est précisément à l'exacerbation des symptômes de paralysie qu'il est permis de la soupçonner lorsqu'elle survient chez un paralytique; qu'enfin, très-fréquemment elle reste tout à fait latente.

Je n'essayerai pas de la différencier des autres affections cérébrales, en l'absence de tout signe précis. Cependant je ne terminerai pas ce chapitre sans dire que deux circonstances peuvent éveiller l'idée de pachyméningite : 1° certaines circonstances étiologiques, telles que l'abus des alcooliques, etc.; 2° la chronicité et la persistance de symptômes qui, tout en annonçant une lésion profonde des centres nerveux, sont cependant sujets à rémission ou même à disparition momentanée complète.

### Pronostic.

Le pronostic est sérieux; car la pachyméningite entrave profondément les fonctions cérébrales; elle amène presque fatalement des épanchements sanguins ou séreux qui compriment l'hémisphère correspondant. D'ailleurs nous avons vu qu'elle ne paraît être que le produit d'un état morbide général toujours plus ou moins grave, et par conséquent elle s'accompagne de lésions qui par elles-mêmes sont des plus sérieuses.

### Marche. — Durée. — Terminaison.

J'ai déjà dit que la pachyméningite est une maladie généralement chronique, pouvant quelquefois affecter une marche aiguë. Il doit exister à cet égard des variétés individuelles dépendant d'une foule de circonstances, telles que la rapidité, la quantité de l'épanchement, l'état de santé antérieur du malade, etc.

La durée est difficile à déterminer, même approximativement : le plus souvent elle est au moins de plusieurs mois.

La terminaison ordinaire est la mort : cependant la guérison est possible, si par guérison on entend simplement la disparition des symptômes. Rien ne prouve en effet que le néoplasme, une fois formé, puisse se résorber, mais on conçoit l'innocuité complète d'une membrane qui double la face interne de la dure-mère, alors que l'on voit des tumeurs, des corps étrangers dans le cerveau ne produire aucune altération fonctionnelle. C'est ainsi qu'il faut comprendre les cas de guérison rapportés par divers auteurs, tels que BAMBERGER[1], TEXTOR[2], PRUS[3], GRIESINGER, BOUDET, CRUVEILHIER, et surtout l'observation fameuse de BOUILLON-LAGRANGE.[4]

## CHAPITRE IV.

### Traitement.

Pour instituer un traitement rationnel de la pachyméningite, il faudrait tout d'abord pouvoir la diagnostiquer avec certitude. En admettant le diagnostic possible, dans certains cas, on aurait à déduire les indications thérapeutiques des altérations anatomiques.

---

1. BAMBERGER, *Obs.* 22 *de* SHUBERG, *loc. cit.* — Le malade de BAMBERGER était resté *aphasique.*
2. TEXTOR, *Verhandl. d. phys. med. Gesellsch. in Würzburg*, 1857, p. 299.
3. PRUS, *Mém. cité.*
4. LANCEREAUX, *loc. cit.*, p. 57.

Or la pachyméningite se présente sous deux états différents :

1° A l'état de néomembranes.

La première règle serait évidemment d'empêcher le développement de la néomembrane, à quoi l'on pourrait espérer d'arriver au moyen d'une hygiène convenable : écarter toute cause d'excitation cérébrale, et par-dessus tout l'abus des alcooliques.

Mais il est clair que, pour appliquer un traitement, même préventif, il faudrait que déjà quelques symptômes eussent donné l'éveil. Or, quand il existe des symptômes, c'est que le néoplasme a paru, et alors il n'y a plus qu'à chercher à l'arrêter dans son développement et à favoriser sa résorption. On devra employer le traitement que l'on oppose aux inflammations chroniques du tissu fibreux : les révulsifs, les antiphlogistiques modérés, etc., et peut-être, si l'on y joint une bonne hygiène, pourra-t-on arrêter le néoplasme et prévenir l'hémorrhagie. J'aurais peu de confiance dans les soi-disant fondants; je doute qu'ils puissent amener la disparition totale de la fausse membrane; cependant je n'hésiterais pas à prescrire les mercuriaux, l'iodure de potassium, si, par exemple, je soupçonnais une origine spécifique.

2° A l'état d'hémorrhagie.

Quelle que soit la période de la maladie à laquelle se fait l'hémorrhagie, et nous avons vu qu'elle peut avoir lieu tout au début, elle donne les mêmes indications, qui sont celles de toute apoplexie. Nos moyens thérapeutiques sont à peu près impuissants contre l'épanchement lui-même : le traitement ne pourra s'adresser qu'à l'état général.

En résumé, dans l'état actuel de nos connaissances, je crois qu'il est impossible d'instituer un traitement complet de la pachyméningite : c'est un sujet encore neuf, et d'autant plus digne d'éveiller l'attention, que des faits incontestables ont prouvé que la pachyméningite peut guérir, ou du moins être enrayée dans sa marche.

## CONCLUSIONS.

I. Le feuillet pariétal de l'arachnoïde n'existe pas, comme l'avait pensé BICHAT; il est remplacé par un épithélium pavimenteux qui tapisse la dure-mère.

II. Les néomembranes organisées que l'on trouve dans la cavité de l'arachnoïde, doivent être rapportées à une inflammation spéciale de la face profonde de la dure-mère. Cette face est surtout riche en éléments plasmatiques, et c'est l'hypertrophie de ceux-ci qui constitue les néomembranes.

III. Les néomembranes de la dure-mère sont d'ordinaire très-vasculaires : leurs vaisseaux, de nouvelle formation, sont d'une structure rudimentaire le plus souvent, et ont la plus grande tendance à subir la dégénérescence graisseuse et à se rompre.

IV. Les hématomes de la dure-mère proviennent de la rupture de ces vaisseaux : le sang s'épanche entre les couches de la néomembrane.

V. Quelques faits tendent à démontrer qu'il existe une pachyméningite spinale identique à la pachyméningite crânienne.

VI. La pachyméningite siége presque toujours à la voûte du crâne, vers la partie antérieure et moyenne des hémisphères cérébraux. Très-rarement elle existe isolée à la base.

VII. On la trouve le plus souvent des deux côtés, mais elle prédomine tantôt d'un côté, tantôt de l'autre.

VIII. Les causes de la pachyméningite sont variées, encore peu connues. L'alcoolisme chronique et le rhumatisme paraissent exercer une influence prépondérante.

IX. La pachyméningite survient très-fréquemment chez les aliénés atteints de paralysie générale : il n'est pas possible, quant à présent, de préciser les rapports qui existent entre ces deux affections. Peut-être se développent-elles simultanément sous l'influence de la même cause.

X. Les symptômes de la pachyméningite sont en général fort obscurs: ce qui tient sans doute à ce que presque jamais elle n'existe isolément.

XI. Quelques faits autorisent à croire que ces symptômes ne diffèrent pas notablement de ceux de la paralysie générale des aliénés. Il y a en plus dans celle-ci le délire ambitieux caractéristique.

XII. Le diagnostic est incertain, le plus souvent impossible.

XIII. La marche est généralement chronique; la terminaison ordinaire est la mort. Cependant on connaît quelques cas de guérison bien avérée.

XIV. Il n'existe pas de traitement de la pachyméningite; il faut se borner aux indications thérapeutiques tirées des symptômes.

FIN.

Vu :
*Le Président de la Thèse*,
STŒBER.

Permis d'imprimer :
Strasbourg, le 23 juillet 1864.
*Le Recteur*,
DELCASSO.

# QUESTIONS

## POSÉES PAR LA FACULTÉ ET TIRÉES AU SORT,

En vertu de l'arrêté du Conseil de l'instruction publique du 22 septembre 1842.

1° *Anatomie* . . . . . . . . . . . Quelle est la disposition de l'appareil synovial dans les grandes articulations?

2° *Anatomie pathologique* . . . . De la rupture des artères.

3° *Physiologie* . . . . . . . . . . . Mouvement propre des bronches et du tissu pulmonaire.

4° *Physique médicale* . . . . . . De l'électricité atmosphérique; des orages et de la foudre. Effets divers produits sur les animaux par les atmosphères orageuses et par la foudre.

5° *Médecine légale*. . . . . . . . Quels sont les vices de conformation des organes de la digestion qui excluent la viabilité?

6° *Accouchements* . . . . . . . . Combien y a-t-il d'espèces d'obliquités utérines?

7° *Histoire naturelle médicale* . De la structure du pollen.

8° *Chimie médicale* . . . . . . . De la lymphe et du chyle.

9° *Pathologie et clinique externes.* Qu'appelle-t-on ganglions? Faire connaître les différences anatomiques qu'ils peuvent offrir.

10° *Pathologie et clinique internes.* Des signes caractéristiques de la syphilis.

11° *Médecine opératoire.* . . . . . Des bandages herniaires.

12° *Matière médicale et pharmacie.* Qu'est-ce qu'une potion?

www.ingramcontent.com/pod-product-compliance
Ingram Content Group UK Ltd.
Pitfield, Milton Keynes, MK11 3LW, UK
UKHW021106260726
13994UKWH00002B/731